Glück

Sterne werden geboren aus Urseele,
Zeit und Raum verschmelzen,
zu Perlen der Sehnsucht,
in unbekanntem Land aus Rosen.

Das Morgenlicht im Blick
zerstreut der Blumenregen
Rosen und Lavendel
über das blaue Meer.

Im Mondlicht
umspannt die Zeit
Glück und Leid
unter der Haut
der Nacht.

Stilles Leben
aus Mensch und gepflügter Erde
neigt sich seinem Ende
in Güte und ruhigem Geist
auf Landstraße
der Ewigkeit zu (Rahim).

Dieses Buch ist meinem Sohn Taban Sebastian gewidmet.

Nasimi aserbaidschanischer Dichter und Philosoph (1369–1417) preist das Mensch-Sein in den Himmel:

Beide Welten passen in mich, aber in diese Welt passe ich nicht. Ich bin die Essenz ohne Ort, in die Existenz passe ich nicht.

Məndə sığar iki cahan, mən bu cahâna sığmazam Gövhər-i lâ-məkân mənəm, kövn ü məkâna sığmazam.

DR. DR. MED. RAHIM SCHMIDT

Interkulturelle Medizin und Kommunikation

Transkulturelle Kompetenz und Resilienz
fördern die Integration

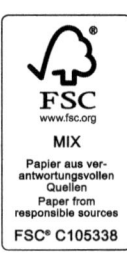

Bibliographische Information der Deutschen Nationalbibliothek
Die deutsche Nationalbibliothek verzeichnet diese Publikation
in der deutschen Nationalbibliographie;
detaillierte bibliographische Daten sind im Internet
über: //dnd.d-nb.de abrufbar.

© 2017 Dr. Dr. med. Rahim Schmidt
Coverfoto: Thomas Böhm
Satz, Umschlaggestaltung, Herstellung und Verlag:
BoD – Books on Demand

ISBN 978-3-7431-2337-3

Inhalt

Vorwort 9

I. Interkulturelle Medizin, Geschichte
   und soziokulturelle Einflüsse 11
   1. Der Hintergrund 11
      1.1 Warum dieses Buch? 11
      1.2 Was behandelt die interkulturelle Medizin? 14
   2. Menschen mit Migrationshintergrund (MMH)
      in Deutschland 16
      2.1 Vom Gastgeber zum Migranten 17
      2.2 Regionalspezifische Erkrankungen 20
      2.3 Migrationsspezifische Erkrankungen, Gastroenterologie 22
   3. Lebenswelt und Sozialisation der Kulturen 25
      3.1 Soziokulturelle Einflüsse am Beispiel Iran 25
      3.2 Orient: Patientenrolle, Betreuungsbedürfnisse
          und Erwartungen 29
      3.3 Okzident: Patientenrolle, Betreuungsbedürfnisse
          und Erwartungen 31
   4. Gesundheitssysteme 32
      4.1 Beispiel Ägypten 33
      4.2 Beispiel Türkei 34
      4.3 Arzt-Patienten-Beziehung, (Aber-)Glaube
          und traditionelle Heiler 37
   5. Exkurs: Bin ich gesund oder krank? 39
   6. Schlussfolgerung 41

II. Kommunikation und Kultur 43
    1. Kommunikation in der medizinischen Versorgung 43
    2. Kommunikationsgrundlagen 46

      2.1   Das Kommunikationsquadrat 47
      2.2   Kommunikationsformen 48
  3. Kulturelle Unterschiede 52
      3.1   Der »Kultur-Eisberg« 52
      3.2   Kulturdimensionen nach Edward Hall 56
      3.3   Kulturdimensionen nach Geert Hofstede................57
      3.4   Kulturstandards nach A. Thomas 66
  4. Konflikte und deren Ursachen 68
      4.1   Konfliktstile 68
      4.2   Konfliktformen 69
      4.3   Erkenntnisse aus den obigen Ausführungen 71

III. Migration und Gesundheit......................... 75
  1. Der Gesundheitszustand von Menschen
      mit Migrationshintergrund (MMH) 77
      1.1   Prävention..78
      1.2   Kindergesundheit 79
      1.3   Somatische Erkrankungen, Drogenmissbrauch
           und Suizid..81
      1.4   Infektionskrankheiten..................................82
      1.5   Psychische Gesundheit bei Spätaussiedlern
           in Deutschland..83
      1.6   Erklärungsmodelle zum Gesundheitszustand
           von MMH...84
  2. Interkulturelle Psychosomatik 89
      2.1. Schmerzsymptome....................................93
      2.2   Kulturell bedingte psychosomatische Erkrankungen.....94
  3. Ärztlicher Beruf 95
      3.1   Arzt-Patienten-Beziehung 96
      3.2   Interkulturelle Arzt-Patienten-Kommunikation 101
      3.3   Fallbeispiele 107
  4. Plädoyer für den Hausarzt 111

- 5. Familien als Flüchtlinge 114
  - 5.1 Migration, Sozialstatus, Bildung und Gesundheit 115
- 6. Armut und Gesundheit, Medizin der wohnungslosen Menschen 121
  - 6.1 Menschen ohne Papiere, Ambulanz ohne Grenzen, Mainz 123
  - 6.2 Zugangsbarrieren zum Gesundheitssystem 131
- 7. Sozialpolitik, Integration und Gesundheit 134
  - 7.1 Integrationskonzepte der politischen Parteien 136
- 8. Pflege 138
  - 8.1 Patienten und Pflegende mit Migrationshintergrund 138
  - 8.2 Pflege und Migration 139
  - 8.3 Die Rolle der Familie 141
  - 8.4 Wünsche an das Pflegepersonal 143
  - 8.5 Kultursensibles Pflege-Assessment 146
  - 8.6 Handlungsfelder zur Verbesserung der Pflege von MMH 149
  - 8.7 Kulturspezifische Angebote/Services 152
  - 8.8 Ausbau der Pflegeleistungen 153
- 9. Rehabilitation 153

IV. Spezielle Themen der MMH und sonstige Perspektiven ... 159
- 1. Familiensysteme 159
- 2. Binationale Ehen, Chancen, Anpassungsstörungen der Kinder 160
  - 2.1 Eheschließungen/Scheidungen und Kinder aus binationalen Ehen 160
  - 2.2 Spezielle Probleme binationaler Ehen 163
  - 2.3 Mehrsprachigkeit der Kinder 164
- 3. Resilienz erkennen, integrieren und fördern 165
- 4. Forensische Medizin, Sucht 172
  - 4.1 Suchtproblematik 173

5. Altenheim und Geriatrie 175
6. Sterben in der Fremde 177
   6.1 Der Tod und seine Bewertung im Koran................177
   6.2 Der Umgang mit den Toten – Bestattung, Obduktion
       und Trauer in der Türkei 178
   6.3 Palliative Versorgung der MMH allgemein 180
   6.4 Kulturelle Unterschiede, Glaube,
       Sterbehilfe und Selbstmord 188
7. Beschneidung..193
8. Gewalt in der Ehe 196
9. Folter und Trauma 197
   9.1 Fallbeispiele 201
10. Ethik..204
11. Stiftung Prof. Nossrat Peseschkian, Geschichten,
    Positive Psychotherapie 206
12. Ausblick.. 209
    12.1 Medizinische Ausbildung...........................210
    12.2 Interkulturelle Medizin als Chance für das
         Gesundheitssystem 211
    12.3 Fachkräfte und Ärzte für die Zukunft 212
    12.4 Prävention..212
    12.5 Mentoren-Ausbildung, Gesundheitsmediatoren 213
    12.6 Dolmetscher-Ausbildung............................214
    12.7 Interkulturelle Öffnung im Gesundheitswesen.......215
    12.8 Medizintourismus 215
13. Fazit...217
14. Medienecho: 218
15. Verzeichnisse 219
    15.1 Literaturquellen..................................219

Danksagung..238
Der Autor von »Interkulturelle Medizin« 239

Vorwort

Woran hapert es bei der Erklärung des aktuellen Weltgeschehens? Die Illusion der Singularität in unserer Welt ist Teil der globalen Herausforderung. Wo bleibt mein »Ich« angesichts der Vielfalt? Diese Illusion der Singularität stützt sich auf die Annahme, ein Mensch sei nicht als Individuum mit vielen Zugehörigkeiten zu betrachten, sondern als ein Mitglied einer Gruppe, die ihm eine Identität gibt.

Die Zunahme an psychischen und somatischen Erkrankungen und auch die Hilflosigkeit des Helfersystems besteht darin, die Vielfalt nicht anzunehmen, sondern Konzepte anzubieten, mit deren Hilfe die Menschen in Gruppen eingeteilt werden.

Das Besondere an diesem Buch ist der Versuch des Autors, die »Mehrschichtigkeit der Thematik« hervorzuheben. Herr Schmidt ist nicht nur autobiographisch nicht einer einzelnen Nation zuzuordnen, sondern auch in seiner Berufung als Arzt und Politiker verkörpert er die Vielfalt. Daher ist sein Blick in Kontakt mit seinen Patienten und dem Gesundheitssystem der Vielfalt mit seinen vielfältigen Lösungsansätzen. Das Buch von Herrn Schmidt ist also der ganzheitlichen Medizin gewidmet.

Frau Dr. med. Solmaz Golsabahi-Broclawski
Medizinisches Institut für transkulturelle Kompetenz
(www.mitk.eu)

Erklärung des Autors:
Ich habe mich bei der Fertigstellung des Manuskripts im Sinne einer guten und gerechten Patientenversorgung nach bestem Wissen und Gewissen bemüht, alle Quellen exakt zu belegen und Faktenfehler zu vermeiden. Dafür habe ich auch die entsprechenden Autorinnen und Autoren kontaktiert, soweit dies möglich war. Falls es trotzdem Mängel gibt, so sind diese nicht wissentlich entstanden und ich bitte bereits im Voraus um Entschuldigung. Bitte informieren Sie mich bei Bedarf, damit etwaige Fehler bei einer späteren Ausgabe korrigiert werden können. Das gleiche gilt für die Links und deren Inhalte aus dem Internet. Vielen Dank!

I. Interkulturelle Medizin, Geschichte und soziokulturelle Einflüsse

Zusammenfassung Buchteil I
Im ersten Buchteil wird in den Gegenstand der interkulturellen Medizin eingeführt. Dafür wird der Begriff vom Menschen mit Migrationshintergrund (MMH) erläutert. Durch die Vorstellung von konkreten religions- und migrationsspezifischen Erkrankungen wird der Begriff des MMH konkret und die daraus erwachsenen Probleme in der Arzt-Patienten-Beziehung werden nachvollziehbar. Einige der soziokulturellen Einflüsse werden für bestimmte Länder (Ägypten, Türkei, Iran) konkret ausgeführt.

1. Der Hintergrund

1.1 Warum dieses Buch?

In Deutschland leben aktuell etwa 17 Millionen Menschen mit Migrationshintergrund (MMH). Sie sind aus den unterschiedlichsten Gründen gekommen, leben und arbeiten hier. Teilweise haben sie sich so weit mit der BRD identifiziert, dass sie sich einbürgern ließen und ihre eigene Nationalität aufgegeben haben. Ihre kulturellen Einstellungen haben sie mit in dieses Land gebracht, teilweise bewahrt und teilweise an die neuen Lebensumstände angepasst. Aber auch die einheimische Bevölkerung wird durch die Zuwanderung und deren Kultur, Sprache, Kleidung, Musik, Religion, Weltanschauungen und das Essen beeinflusst und bereichert.

Dieses Buch gibt zum ersten Mal mit praktischen Fallbeispielen aus verschiedenen Fachgebieten einen ganzheitlichen Überblick über das Thema und beschäftigt sich mit dem Themenkomplex Medizin, interkulturelle Kommunikation und Kompetenz als Voraussetzung zu einer besseren medizinischen

Versorgung und zur gelungenen Integration. Welche Rolle spielen die MMH im Gesundheitswesen? Mit welchen Herausforderungen müssen sie und alle anderen Akteure zurechtkommen? Wie hat sich unser Gesundheitssystem an diese Menschen und neue Betreuungsbedürfnisse angepasst? Und was kann noch verbessert werden, um die medizinische Versorgung und die Therapiequalität bei allen Menschen in Deutschland zu verbessern? Ein besonderes Augenmerk wird dabei auf die interkulturelle Kommunikation um Menschen mit Migrationshintergrund und deren Gesundheit in der medizinischen Versorgung mit den folgenden Punkten gelegt:

- Wie setzt sich die Bevölkerung in Deutschland zusammen?
- Welchen Gesundheitsrisiken sind MMH ausgesetzt?
- Welche Zugangsbarrieren stehen zwischen MMH und dem deutschen Gesundheitssystem?
- Wie beeinflussen die Kulturunterschiede die Erwartungen und das Verhalten der Patienten?
- Welche Rolle spielt die Kommunikation und transkulturelle Kompetenz bei der Arzt-Patienten-Beziehung?
- Wie ist die Versorgung in den einzelnen medizinischen Bereichen?
- Welche Rolle spielen die Bildungs- und Sozialpolitik, Religion und andere Weltanschauungen bei der Integration?
- Welche Möglichkeiten bestehen, um die Gesundheitsversorgung der MMH zu verbessern?
- Wie ist z. B. die medizinische Versorgung in der Türkei, in Ägypten und im Iran?
- Wie werden die MMH in verschiedenen medizinischen Abteilungen untergebracht, wie z. B. in Hospizen, Pflegeheimen und in der Gerontopsychiatrie?
- Welche Standpunkte gibt es in verschiedenen Kulturen zu Organspende, Sterben und Tod am Beispiel Islam?
- Wie arbeiten die traditionellen Heiler aus der Türkei hier in Deutschland?

Dieses Buch soll den Lesern aus den verschiedensten Bereichen der medizinischen Versorgung nicht nur Fakten über die MMH vermitteln, sondern auch helfen, über die eigenen Vorurteile und Werte nachzudenken und die Bedeutung der Sprache und Kommunikation zu erkennen und diese professionell einzusetzen. Die Bereitschaft, sich mit diesem Thema auseinanderzusetzen und neue Erkenntnisse in der Praxis zum Nutzen der Patienten mit Migrationshintergrund einzusetzen, ist ein Anfang, um die Beziehung zum Patienten und die Qualität der Therapie zu verbessern. Wichtig ist es, hier nicht stehenzubleiben, sondern durch einen »Kultur«-bewussten Umgang mit den Patienten Erfahrungen zu sammeln, die nicht nur dem Patienten helfen, sondern auch die eigene Haltung beeinflussen.

Auch wenn hier überwiegend die spezifischen Fragestellungen der Interkulturalität angesprochen werden, so dürfen wir die Leistungen und vorhandene Ressourcen der MMH in der heutigen globalisierten Welt nicht aus dem Blickwinkel verlieren. Gerade die Gastarbeiter der ersten Generation, v. a. aus der Türkei, haben fern von eigenen Familien und Kindern oft ohne Schulausbildung Großartiges beim Aufbau von Deutschland geleistet. Das Gesundheitssystem sollte sich heute uneingeschränkt um all diese Menschen, deren Kinder und Enkelkinder kümmern. Leider wird das Thema Migration/Integration in Deutschland in der Regel von negativen und nicht wertschätzenden Debatten begleitet.

Vor dem Hintergrund der vielfältigen Herkunftsländer und -kulturen von Patienten und deren Geschichten und Lebensrealitäten muss gesagt werden, dass es nicht *die* Kultur gibt. Vielmehr geht es hier darum, auch wenn von »Orient« und »Okzident« als Herkunftsprototyp gesprochen wird, ein Bewusstsein und eine Sensibilisierung für die unterschiedlichen Kulturen und deren Sozialisationen herbeizuführen. Es wird auf genderspezifische Formulierungen verzichtet.

1.2 Was behandelt die interkulturelle Medizin?

Das richtige Wissen ist zentrale Voraussetzung für einen guten Mediziner. Was aber ist »richtiges« Wissen? In der Regel denkt man zuerst an das Fachwissen und die Erfahrungen, die ein Arzt im Laufe seiner Ausbildung und im Berufsleben in Bezug auf Erkrankungen erlangt hat. Der Patient wird als »Fall« betrachtet. Erst auf den zweiten Blick rückt der Patient als »Mensch« mit seinen Erwartungen und Betreuungsbedürfnissen in den Fokus.

Aus unseren Erfahrungen im Alltag wissen wir aber, dass jeder Mensch anders ist, auch wenn man ein ähnliches Aussehen hat oder ähnliches Verhalten an den Tag legt. Selbst eine Mutter wird nicht behaupten, dass alle ihre Kinder gleich sind, sondern dass diese sich z. B. in Essgewohnheiten, Lernbereitschaft, Zukunftswünschen und im Krankheitsfall deutlich unterscheiden (was insbesondere zu Diskussionen über Essen, Schule und Ausbildung führt). Um jedem Kind in seiner Persönlichkeitsentwicklung gerecht zu werden, muss es entsprechend seinem Charakter behandelt und begleitet werden. Seine vorhandenen Ressourcen müssen also individuell gefördert werden.

Wie sieht ein Arzt seinen Patienten? Sieht er ihn als »Fall«, wird er ihn gleich behandeln wie andere, ähnlich gelagerte »Fälle«. Sieht er ihn als Menschen, wird er Unterschiede machen und auf die speziellen Bedürfnisse eingehen, um optimale Ergebnisse zu erreichen. Interkulturelle Medizin zielt darauf, den Patienten als Ganzes zu sehen, mit seinem kulturellen und religiösen Hintergrund, seiner Familie und seinen Erfahrungen aus seinem Lebensumfeld. Dies gelingt nur mit einer offen-empathischen Grundhaltung, die dem Patienten in seiner Individualität und seiner soziokulturellen und emotionalen Biographie begegnet.

Interkulturelle Medizin erwartet nicht das umfassende Wissen über kulturelle Besonderheiten und religiöse Einstellungen einer bestimmten ethnischen Gruppe, sondern lediglich die Bereitschaft, sich mit diesen Themen im Rahmen der Arzt-Patienten-Beziehung auseinanderzusetzen und diese Erfahrungen in die Therapie einfließen zu lassen. Gleiche Symptome können je nach Lebenshintergrund des Patienten eine andere Vorgehensweise bei der Behandlung erfordern.

Habe den Mut, dich deines eigenen Verstandes zu bedienen!
IMMANUEL KANT (1724–1804), DEUTSCHER PHILOSOPH

Interkulturelle Medizin ist nur mit interkultureller Kompetenz optimal umzusetzen. Interkulturelle Kompetenz bedeutet, dass wir uns u. a. unserer Wertevorstellungen und Normen bewusst werden und diese dann, ohne Bewertungen, in eine Beziehung zu den Wertevorstellungen und Normen der anderen setzen. Erst dann können wir die Differenzen erkennen und gemeinsame Lösungen anstreben. Wie wichtig interkulturelle Kompetenz ist, hat man in der Wirtschaft schon lange erkannt. Manager werden auf Kurse geschickt, um bei Gesprächen mit ausländischen Geschäftspartnern nicht in »Fettnäpfchen« zu treten und somit ein vielversprechendes Projekt scheitern zu lassen. Interkulturelle Kompetenz ist nicht angeboren, sondern erlernbar! Sie hilft, sich kulturelle Unterschiede bewusst zu machen und ermöglicht eine Kommunikation zwischen Arzt und Patient, die das Vertrauen bzw. den Therapieerfolg fördert und die Kosten im Gesundheitssystem u. a. durch Vermeidung von Doppeluntersuchungen bzw. falschen Therapien verringert.

Wege entstehen dadurch, dass man sie geht.
FRANZ KAFKA (1883–1924), DEUTSCHSPRACHIGER SCHRIFTSTELLER

Das Bewusstsein wird in der Begegnung von verschiedenen Kulturen über soziokulturelle, ethisch-moralische und religiöse Prägungen in der interkulturellen Kommunikation gestärkt. Der kompetente transkulturelle Umgang im Gesundheitswesen verbessert die gemeinsame Arbeit aller Beteiligten. Medizinisch fördert dies die Compliance und autonome Heilungsprozesse bei den Patienten. Dieses facettenreiche Thema erfordert über sektorale Grenzen hinweg eine interdisziplinäre Zusammenarbeit, was am Ende zu einer qualitativen Verbesserung der medizinischen Versorgung aus einer Hand führen kann.

2. Menschen mit Migrationshintergrund (MMH) in Deutschland

In diesem Buch stehen die Patienten mit Migrationshintergrund im Mittelpunkt der Betrachtung. Auch hier denkt man bei Migranten zunächst an die Türken als größte Gruppe in der deutschen Bevölkerungsstatistik, weil auch dafür die Datenlage mit Quellenangaben gut verwertbar ist.

Nach den Erfahrungen von vielen Kolleginnen und Kollegen ist aber die Gastarbeitergeneration, seien es Griechen, Italiener, Portugiesen oder Spanier, was die Ressourcen oder die besondere Problematik in den Stationen der medizinischen Versorgung betrifft, untereinander mehr oder weniger vergleichbar. Hier hat die Politik über entscheidende Jahre nichts zur gelungenen Integration unternommen. Deshalb sehen wir heute die Folgen dieses Nichthandelns in vielen Bereichen. Es wäre höchste Zeit, gerade sie nicht zu vergessen und zu unterstützen. Allgemein versteht man unter »Migrant« jeden Menschen, der seinen Wohnsitz dauerhaft wechselt, was aber keinen Rückschluss auf die Ethnie oder Religionszugehörigkeit/Weltanschauung zulässt.

In Deutschland hat etwa jeder fünfte Einwohner Migrationshintergrund. Genaue Zahlen sind aufgrund der Flüchtlingsbewegungen der letzten Jahre und des ungeklärten Aufenthaltsstatus vieler Asylbewerber nicht vorhanden. In den offiziellen Statistiken sind die so genannten »illegalen« Einwanderer – man sollte hier eigentlich den Begriff »illegalisiert« verwenden – nicht erfasst. Es wird geschätzt, dass etwa eine halbe bis 1,5 Millionen Menschen ohne Personendokumente in Deutschland leben. Diese Menschen haben nicht nur einen schlechten Zugang zum Gesundheitssystem, sie werden auch in den Studien über Migration und Gesundheit nicht berücksichtigt.[1]

---

1 Knipper & Bilgin, 2009: S. 20.

2.1 Vom Gastgeber zum Migranten

Migration gibt es in Deutschland nicht erst seit Ende des Zweiten Weltkrieges, dennoch soll hier nur auf die Migrationsbewegungen seit Kriegsende kurz eingegangen werden. Es lassen sich deutlich einzelne Migrationsphasen unterscheiden, die jeweils unterschiedliche Ursachen haben und bestimmte Bevölkerungsgruppen betreffen. Nach der Besatzung von Deutschland gab es eine Bevölkerungsmigration von Ost nach West. Insbesondere junge Erwachsene verließen das Gebiet. Erst nach dem Mauerbau von 1961 wurden die Auswanderungen fast völlig unterdrückt. Zu diesem Zeitpunkt waren über zwei Millionen Menschen von Ost nach West gekommen.[2]

Deutschland benötigte zum Wiederaufbau Arbeitskräfte, so wurden durch Anwerbeabkommen mit einigen Ländern »Gastarbeiter« aus Italien, der Türkei, Jugoslawien, Portugal, Marokko, Griechenland und Spanien zunächst für eine bestimmte Zeit nach Deutschland geholt. Integration war zu der Zeit von Anfang an weder geplant, noch wurde sie gefördert. Bis Mitte der 1970er-Jahre kamen überwiegend junge und kräftige Männer, ohne Familienangehörige, die bestimmte Gesundheitskriterien erfüllen mussten. Sie hatten kaum Kontakte zur einheimischen Bevölkerung und wohnten unter sich.[3] Es gab keinerlei Forschung auf dem Gebiet der Migration, die heute vielleicht als Basis für die medizinische Versorgung oder Integrationspolitik dienen könnte. In die Deutsche Demokratische Republik (DDR) kamen überwiegend Menschen aus Kuba, Angola, Vietnam und Mosambik. Die Gesundheitsuntersuchungen nahmen keine Rücksicht auf kulturelle Besonderheiten. Bis zu drei peinliche Untersuchungen mussten die Bewerber über sich ergehen lassen. Gruppenweise mussten die Kandidaten vor die Ärzte treten. Der Blutdruck wurde gemessen, Blut- und Urinproben genommen, körperliche Übungen mussten vorgeführt werden.

---

2   Bundeszentrale für politische Bildung, 2005a (online: 7.5.2017).
3   Bundeszentrale für politische Bildung, 2005b (online: 7.5.2017).

Der Körper wurde nach Operationsnarben abgesucht, Genitalien wurden abgetastet.[4] Gerade Männer aus ländlichen Regionen, von denen manche vielleicht noch nie bei einem Arzt waren, haben trotz finanzieller Not die Untersuchungen wegen der mangelhaften Kultursensibilität in der Arzt-Patienten-Beziehung abgebrochen.

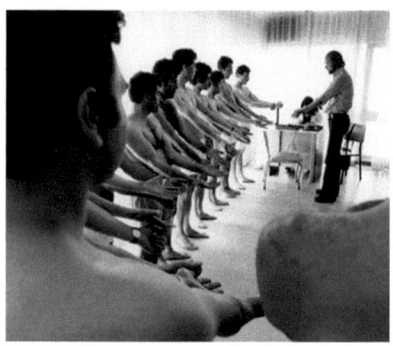

Abb. 1: Gesundheitsuntersuchung junger Gastarbeiter
(Quelle: „Jean Mohr / DOMiD-Archiv, Köln")

Die größte Gruppe von ausländischen Gastarbeitern in der BRD waren die Türken. Das erste Anwerbeabkommen sah kein dauerhaftes Bleiberecht vor. Dies änderte sich mit dem zweiten Abkommen 1964. Die Wirtschaft hatte erkannt, dass es nicht sinnvoll ist, ständig neue Arbeitskräfte anzulernen. Die Einstellung der deutschen Bevölkerung zu den Gastarbeitern änderte sich im Laufe der Zeit mit der zunehmenden Zahl von Interesse und Toleranz zu einem »Ärgernis«. Die Türken spürten ihrerseits immer deutlicher ihre Isolation und Fremdheit, was bei vielen auch zu seelischen Erkrankungen führte.[5]

Die »Gastarbeiter« waren nun keine Gäste mehr, sondern Ausländer. Sie durften bleiben und ihre Familienangehörigen ebenfalls ins Land holen.

---

4   Reimann, 2011 (online: 31.5.2017).
5   Rheinland-Pfalz, o. J. (online: 31.7.2017).

Ihre Lebens- und Arbeitssituation hatte sich dadurch aber nur unwesentlich verbessert. Vielmehr stieg mit steigender Überfremdungsangst seitens der deutschen Bevölkerung auch die Fremdenfeindlichkeit, die sich bis heute sowohl durch offene Übergriffe als auch durch Diskriminierung auf dem Wohnungs- und Arbeitsmarkt zeigt. Der Begriff »Ausländer« ist negativ besetzt und behindert teilweise die Integrationsbemühungen aller Betroffenen. Neben dem Begriff »Ausländer« werden auch gerne Gruppierungen benannt, wie z. B. »die Araber« oder »die Muslime«. Dieses Schubladendenken verhindert den Blick auf den einzelnen Menschen, seinen kulturellen Hintergrund und seine religiösen Ansichten.

Spätaussiedler, d. h. deutsche Volkszugehörige aus den Nachfolgestaaten der ehemaligen Sowjetunion und anderen osteuropäischen Staaten, stellen eine weitere große Gruppe von Menschen mit Migrationshintergrund dar. Seit 1950 sind über 4,5 Millionen Aussiedler einschließlich ihrer Familien in die BRD gekommen, wobei die Zuwanderung seit 1990 stark rückläufig ist (2012 lediglich 1817 Personen).[6]

Mittlerweile wird, zumindest von öffentlicher Seite, nicht mehr von Ausländern in Deutschland gesprochen, sondern von Migranten und Menschen mit Migrationshintergrund, v. a. aber von Muslimen. Dies ist aber für die Mehrheit von Muslimen, die sich als liberale bzw. Kultur-Muslime verstehen, ein ernsthaftes Problem, da sie zum einen sich nicht auf ihre Religion reduzieren lassen möchten und zum anderen den Glauben in der heutigen Zeit als soziales Engagement verstehen. Das Wort Migrationshintergrund ist weitgehend neutral, wird aber im Alltag unterschiedlich interpretiert. Nach der gängigen Definition können auch Deutsche einen Migrationshintergrund haben, z. B. wenn sie Kinder von Spätaussiedlern sind.

Türkisch-Deutsche Medizinergesellschaft
Nach dem Krieg herrschte in Deutschland ein Mangel an Ärzten. Aus diesem Grund warb man im Ausland um Mediziner. In den kommenden

---

6   Bundesamt für Migration und Flüchtlinge, 2013 (online: 31.5.2017).

Jahren wuchs die Zahl der angeworbenen Ärzte auf etwa 11.000, wobei über 2.000 aus der Türkei kamen. 1970 wurde die Türkisch-Deutsche Medizinergesellschaft e. V. (TDM) in Wiesbaden gegründet. Eines ihrer Ziele war es, die berufliche Integration in Deutschland zu erleichtern.[7]

2.2 Regionalspezifische Erkrankungen

Es lassen sich eine Reihe von genetisch bedingten Erkrankungen ermitteln, die, abhängig von der Region, besonders häufig auftreten. Es ist also wichtig, dass gerade die Hausärzte bei manchen Patienten und Erkrankungen einen besonderen Blick für die regionalspezifischen Erkrankungen bei MMH haben und dazu Aufklärung betreiben. Insbesondere Ernährungsgewohnheiten, Stoffwechselstörungen, nahrungsmittelinduzierte gastrointestinale Beschwerden, Allergien und Unverträglichkeiten wie z. B. Laktose- und Fruktoseintoleranz in Asien sind wichtige Themen der Ernährungsmedizin, v. a. beim Hausarzt.

Auch in Zukunft sollte die Pharmakologie bei der Produktion von Präparaten verstärkt ein Augenmerk z. B. auf billige Bestandteile wie Laktose richten, denn durch entstandene Unverträglichkeiten können die Wirkung und Dosis vieler Medikamente erheblich reduziert werden. Wir wissen außerdem, dass der Stoffwechsel häufig nicht nur geschlechts- und altersspezifisch ist, sondern auch ethnisch unterschiedlich im Organismus abläuft. Die Initialdosierung mancher Medikamente wie z. B. Risperidon kann dabei erheblich variieren.

Bluterkrankungen (Sichelzellenanämie, Thalassämie)
Durch Veränderungen des roten Blutfarbstoffs kommt es zu einer chronischen Blutarmut, was den Menschen einen gewissen Schutz vor Malariaerkrankungen bietet. Die Sichelzellenanämie hat ihre größte Verbreitung

---

[7] http://www.transkulturellepsychiatrie.de/mediziner/ (online: 7.5.2017).

in den Malariagebieten Afrikas und Asiens (bis zu 40 % der Bevölkerung). Die Häufigkeit nimmt mit dem Abstand zum Äquator stark ab.[8]

Familiäres Mittelmeerfieber (FMF)
Hierbei handelt es sich um eine Krankheit, die sich in unklaren Fieberschüben äußert, die über Stunden oder auch Wochen immer wieder auftreten.[9] Besonders häufig tritt die genetische Mutation primär bei Bevölkerungsgruppen des Mittelmeerraumes auf, aber auch bei Juden, anatolischen Türken und Armeniern.

Morbus Gaucher
Bei dieser Erbkrankheit handelt es sich um eine Fettstoffwechselstörung, die auf einen Enzymmangel zurückzuführen ist. Nicht abgebaute Fettstoffe reichern sich in den Fresszellen des Körpers an, die zu dicken Speicherzellen anschwellen (Gaucher-Zellen). Diese wiederum sammeln sich z. B. in der Milz oder Leber an und führen zu unterschiedlichen Beschwerden. Türkische und jüdische Bevölkerungsgruppen sind hiervon besonders stark betroffen.[10]

Multiple Sklerose (MS)
Man schätzt, dass über zwei Millionen Menschen an MS erkrankt sind, wobei die Häufigkeit geographisch stark schwankt. Auf den Orkney-Inseln kommt diese Krankheit z. B. deutlich häufiger vor als in Japan. Bei Schwarzafrikanern war diese Krankheit bis vor 30 Jahren unbekannt, und die Zahl der Neuerkrankungen liegt immer noch deutlich unter der Zahl bei Weißen.[11]

---

8   DocCheck (online: 31.5.2017).
9   Timmann et al., 2004.
10 Katholische Kliniken Oberhausen (online: 31.5.2017).
11 NeuroTransConcept (online: 31.5.2017).

Fehlbildungen

Verwandtschaftsehen sind je nach Kulturkreis mehr oder weniger gesellschaftlich akzeptiert. Auch in Deutschland ist eine Ehe zwischen Cousin und Cousine erlaubt. Allerdings erhöht sich das Risiko für Kinder aus diesen Ehen, Fehlbildungen aufzuweisen. Liegt das Risiko bei nicht verwandten Paaren bei 3 % bis 5 %, so ist es bei einer Ehe zwischen Cousin und Cousine doppelt so hoch. Verwandtschaftsehen sind im türkischen und iranischen Kulturkreis (21–25 %), aber auch insgesamt im Nahen Osten traditionell stark verbreitet und werden über Generationen praktiziert. Ebenso kann man dies bei speziellen Enklaven wie den Amischen in den USA beobachten. Im südlichen Indien und in einigen Regionen Pakistans beträgt der Anteil von Verwandtschaftsehen 50 % bis 60 %.

Die Ursache für die Zunahme von Erkrankungen und Fehlbildungen liegt in den krankhaften Mutationen von rezessiven Genen.[12] Viertausend solcher Gene sind bereits bekannt, und man schätzt, dass jeder Mensch ein bis vier solcher Gene aufweist. Wenn zwei rezessive Gene zusammentreffen, wird eine Krankheit sichtbar (z. B. Sichelzellenanämie). Daher erhöht sich das Risiko bei dominanten Erbkrankheiten nicht, da diese sich auf jeden Fall durchsetzen. Mit zunehmender Einwanderung wird das Thema Heiraten zwischen Verwandten und Heiraten mit Minderjährigen akuter.

2.3 Migrationsspezifische Erkrankungen, Gastroenterologie

Dr. med. Irene Schmidt

Es gibt bei Migranten genetisch und epidemiologisch bedingte Häufungen von Erkrankungen, die einen besonderen Ansatz im Bereich der Diagnostik und Therapie erfordern. Die Kenntnisse und Erfahrungen durch Hausärzte

---

12   Meier-Rust, 2002 (online: 7.5.2017).

in diesem Bereich sind für die medizinische Versorgung von MMH enorm wichtig. Exemplarisch sollen im Folgenden drei Erkrankungen kurz vorgestellt werden.

Laktoseintoleranz

Diese Krankheit ist durch einen angeborenen Enzymmangel bedingt. Durch das Enzym Laktase wird der Zweifachzucker in seine Bestandteile Glukose und Galaktose zerlegt. Bei einem Enzymmangel gelangt der Zweifachzucker Laktose in den Dünndarm und wird dort von Bakterien zersetzt, es entstehen Darmgase (Wasserstoff und Kohlendioxid) sowie kurzkettige Fettsäuren. Die Beschwerden sind Blähungen, Bauchschmerzen und ggf. auch Diarrhöen und Sodbrennen. Andere Beschwerden wie Migräne und Müdigkeit können ebenfalls auftreten.

Die Ausprägung des Enzymmangels ist regional sehr unterschiedlich. Es besteht ein starkes Nord-Süd-Gefälle:[13]

Skandinavien: 3–8 % der Bevölkerung
Deutschland: 13–14 %
Mittelmeerraum: 70 %
Afrika (Äquatorialzone): 98 %

Wichtig ist hier anzumerken, dass Laktose nicht nur in Milchprodukten enthalten ist, sondern häufig industriell zugesetzt wird, wie in Backwaren, Fertigprodukten und einigen anderen Produkten. Migranten können insbesondere durch die ungewohnte Ernährung im Immigrationsland bei bestehendem Enzymmangel erhebliche Beschwerden bekommen, was man jedoch gut diagnostizieren und therapieren kann.

---

13   Ledochowski, 2009.

Helicobacter-pylori-Infektion

Die Helicobacter-pylori-Infektion führt zu Entzündungen der Magenschleimhaut (Gastritis), bis hin zur Entstehung von Magen- und Zwölffingerdarmgeschwüren, und sie erhöht das Risiko für Magenkrebs und Magenlymphom. 50 % der Menschen weltweit sind mit Helicobacter pylori infiziert, wobei nur ein Teil der Patienten dadurch Beschwerden und oben genannte Komplikationen bekommt. Dabei besteht ein auffälliges Gefälle zwischen Industrienationen und Entwicklungsländern, wobei hier die höhere Zahl von Geschwistern in den Entwicklungsländern die Wahrscheinlichkeit für eine Infektion erhöht.

In der Therapie der durch Helicobacter pylori bedingten Magenerkrankungen werden Antibiotika eingesetzt, wobei auf die hohe Resistenz gegen Clarithromycin (20 % in Süd- und Osteuropa) zu achten ist und primär andere Antibiotikaschemata bei diesen Patienten eingesetzt werden sollten (bismuthaltige Quadrupeltherapie).[14] Ein anderes Beispiel für Besonderheiten in der Resistenzlage ist die Infektion mit Lamblien: Diese wird in Europa vor allem mit Metronidazol behandelt, bei Patienten oder Infizierten aus dem indischen Subkontinent bestehen hierfür jedoch Resistenzen.[15]

Lebersteatose

Die durch metabolische Faktoren wie Übergewicht, Diabetes mellitus und Fettstoffwechselstörung insbesondere in Industrieländern mit steigender Inzidenz auftretende Fettlebererkrankung (NAFLD) kann bei einigen Fällen zu einer Leberentzündung, der so genannten nicht alkoholischen Steatohepatitis, führen und konsekutiv im Verlauf das Risiko für Leberzirrhose und Leberkrebs erhöhen.

Ein interessanter Aspekt aus der Gentechnik-Forschung zeigt, dass beim Vorhandensein von oben genannten metabolischen Risikofaktoren das Risiko, ein NAFLD zu entwickeln, steigt. Das Protein MBOAT17 aktiviert

---

14 Fischbach, 2016.
15 Lübbert, 2017.

Phospholipide und beeinflusst hierdurch auch den Arachnidonsäurestoffwechsel in den Leberzellen. Durch einen Gendefekt wird dieses Protein reduziert, exprimiert und erhöht dadurch das Risiko für eine Leberverfettung und im Verlauf auch für eine Entzündung und Fibrose der Leber. Dieser Gendefekt wird zu 67 % bei der hispanischen Bevölkerung und zu 83 % bei Kaukasiern festgestellt.

In Zukunft werden solche Gendefekte in bestimmten Ethnien im Hinblick auf die Risikostratifizierung eine vermehrte Rolle spielen. Auch wenn es in diesem speziellen Fall noch keine Empfehlung in den Leitlinien für diese Gruppe gibt, ist die Kenntnis der Prävalenz für den behandelnden Arzt im Einzelfall wichtig, um die Kontrolle und Einstellung des Risikoprofils ggf. strenger im Auge zu behalten.[16]

3. Lebenswelt und Sozialisation der Kulturen

3.1 Soziokulturelle Einflüsse am Beispiel Iran

Da es nicht »*die* Kultur« gibt, ist das Ziel des Buches und des Autors, zusammenhängende Anregungen zum Nachdenken und zum ärztlichen Handeln zu liefern. Es wird deshalb auch kein Anspruch auf Vollständigkeit der Beiträge erhoben. Die Entwicklungsgeschichte der Ethnien und deren Kulturen haben viele verschiedene Verhaltensweisen hervorgebracht, die es im interkulturellen Miteinander zu verstehen gilt. Häufig findet man die grundsätzliche Unterscheidung zwischen familiären, kollektivistischen und individualistischen Kulturen. Ihre grundsätzlich andere Vorstellung der Bedeutung der eigenen Person und der Gemeinschaft bringt im gesellschaftlichen Zusammenleben, aber auch in der Arzt-Patienten-Beziehung, sehr unterschiedliche Verhaltensweisen mit sich.

---

16   Berg, 2017.

Die Familien-Gesellschaften sind z. B. u. a. in arabischen Ländern und insgesamt in Gesellschaften mit einer schwachen Entwicklung der sozialen Sicherungssysteme und des Individualrechts verbreitet. Daher sind die Menschen stärker auf gegenseitige Unterstützung angewiesen.

Die folgende Tabelle stellt die grundsätzlich unterschiedlichen Selbstkonzepte der individualistisch bzw. kollektivistisch geprägten Gesellschaften vor:

	Independentes Selbstkonzept	Interdependentes Selbstkonzept
Kultur	individualistisch	kollektivistisch
Kennzeichen	Fähigkeiten, Gedanken, Gefühle	Status, Rolle, Beziehung
Ziele	Einzigartigkeit, Authentizität, Realisieren eigener Ziele, Selbstverwirklichung	Konformität, soziale Harmonie, Loyalität, Verfolgung von Gruppeninteressen
Emotionskontrolle	gering	hoch
Kontrollüberzeugung	primäre	sekundäre
Erziehungsstile	Selbstbestimmtheit, Autonomie, Unabhängigkeit	Gehorsam, Moral, Loyalität, soziale Sensitivität
Emotionskommunikation	selbst-zentrierte Emotionen (z.B. Ärger, Ekel, Stolz)	fremd-fokussierte Emotionen (z.B. Schuld, Scham, Empathie)
Erstrebenswerte Emotionen	erregende positive Zustände (z.B. Enthusiasmus und Erregtheit)	gering erregende Zustände (z.B. Ruhe, Friedfertigkeit)
Machtdistanz	gering	hoch

Tab. 1: Independentes und interdependentes Selbstkonzept (Quelle: Ghilan, 2014; vgl. Asendorpf, 2004: S. 438.)

Wichtige Unterschiede in den Kulturen betreffen v. a. Wertvorstellungen, Normen und Sozialisationsformen. Deshalb spielen auch diese Faktoren bei der Migration/Integration und bei der Entwicklung von pädagogisch-politischen Konzepten eine wichtige Rolle.

In individualistisch geprägten Gesellschaften stehen Unabhängigkeit, Autonomie, Unterscheidbarkeit, individueller Erfolg und Respekt vor staatlichen Organen im Vordergrund. Schuldgefühle entstehen bei Verletzung von Prinzipien und Gesetzesübertretung.

Bei kollektivistischen Gesellschaften ist das Eingebunden-Sein, aber auch das Funktionieren in (groß-)familiären Strukturen von Bedeutung. Hier sind wichtige Werte Harmonie, Loyalität, starke soziale Netzwerke, Respekt gegenüber Älteren und Traditionen, feste Regeln bei der Erziehung und Orientierung im sozialen Bereich. Als Kehrseite gelten vermehrte Abhängigkeit, Hierarchiebildung und Statusdenken. Scham- und Schuldgefühle entstehen bei der Verletzung moralischer Normen.

Während in der individualistischen Kultur das Individuum im Mittelpunkt steht, befinden sich in der kollektivistischen Gesellschaft die Gruppe und deren Interessen im Mittelpunkt, was häufig in den individualistischen Aufnahmegesellschaften ein Zwangsverhalten mit psychosomatischen Beschwerden bedingen kann. Dies kann zu inneren Spannungen und Zerrissenheit zwischen den unterschiedlichen Wertesystemen, Normen und festen Regeln führen (zu Hause versus »draußen« und in der Schule) und auch eine Zweideutigkeit in der Sprache bewirken.

Während in der individualistischen Kultur und Erziehung (z. B. Teile von Europa, Amerika) Emotionen nach außen gerichtet und daher für Außenstehende leicht erkennbar sind, bleiben Emotionen bei Menschen aus dem asiatischen Raum (z. B. Japanern, Iranern und Chinesen) jederzeit kontrolliert und sind daher keinesfalls leicht zu erkennen bzw. zu verstehen. Die Kinder lernen bereits in der Kleinkindphase, negative Emotionen in ihren sozialen Beziehungen zu regulieren. Problematisch kann es werden, wenn negative Emotionen wie Wut, Ärger oder Ekel nach innen gekehrt werden. Denn wenn Ärger, Frust, Wut und Feindseligkeit nach innen gerichtet werden, können diese als Stressoren z. B. die koronare Herzkrankheit begünstigen.

An dieser Stelle sei auf die Promotionsarbeit von Donya A. Ghilan verwiesen (Ghilan, D., 2014, S. 1–70), die am Beispiel der in Deutschland lebenden Iraner untersucht hat, wie sich der Ausdruck von Ärger im Vergleich mit Deutschen unterscheidet und wie sich dieser Ausdruck im Verlauf einer Integration ändert. Bei Iranern wird das Leben im sozialen Miteinander ebenfalls kollektivistisch reguliert: Werte wie *aberu* (Ehre, Gesicht wahren), *adab* (Benehmen gegenüber einem höheren Status), *ehteram* (Respekt), *gozasht* (Verzeihung) und Unterdrückung von Ärger haben eine wichtige Funktion und führen auch bei Iranern zu vermehrtem, nach innen gerichtetem Ärger.

Bei Iranern werden Frustration und Wut verstärkt auf der partnerschaftlichen Beziehungsebene ausgedrückt, was zu partnerschaftlichen Belastungen führt. Bei zunehmender Integration wird, wie Ghilan zeigt, sowohl der nach innen als auch der nach außen gerichtete Ärger reduziert. Deshalb ist die Regulierung von Wut und Frustration in der Gesundheitspräventionsarbeit besonders wichtig. Hier sind insbesondere die Kompetenzen der versorgenden Hausärzte im Hinblick auf die psychosomatischen Beschwerden gefragt. Aber auch im gesellschaftlichen Zusammenleben sind das Verständnis und die Anpassung auf dieser emotionalen Basis enorm wichtig, um stressfreie Kommunikationsabläufe zu garantieren.

Auch der Umgang mit offener und direkt ausgesprochener Kritik kann bei einem Menschen aus kollektivistischen Gesellschaften aufgrund der oben genannten Wertvorstellung und Prägung rasch zu Kränkungen führen. Dies kann im Aufnahmeland, also in der individualistischen Gesellschaft, das Zusammenleben erschweren und im Beruf zu Stress führen.

Bei der Begegnung zwischen Deutschen und Iranern kann das iranische Kommunikationsverhalten »Taarof«, in dem höflichkeitsbedingt Angebote gemacht werden, die meist aber nicht ernst gemeint sind, zu starken Irritationen und Stress führen. Wenn man z. B. ein Kompliment wegen einer neu gekauften Jacke macht, wird diese aus Höflichkeit einem zum Geschenk angeboten.

Alle Menschen, die in andere Kulturkreise einwandern, sollten deshalb durch Selbstreflexion an den eigenen Emotionen arbeiten, um mit den entstehenden Widersprüchen zwischen Herkunfts- und Aufnahmekultur besser umgehen zu können.

Familiäre Begegnungen mit gemeinsamem Essen stehen in kollektivistischen Kulturen in der Freizeit stark im Vordergrund: Hier ein weiteres Stück Torte von der Gastgeberin abzulehnen, wäre unhöflich und kann als persönliche Ablehnung interpretiert werden. Im Bereich der Präventionsmedizin sollte über solche Rituale, z. B. beim Bestehen von Übergewicht, kultursensibel gesprochen werden. Interessant in diesem Zusammenhang wäre es, die psychosomatischen bzw. gesundheitlichen Aspekte der emotionalen Anpassungsprozesse der Menschen mit Migrationshintergrund in den Aufnahmekulturen durch gezielte Forschungen und Auswertung vorhandener Daten weiter zu untersuchen. Ebenso wichtig wäre es, zu untersuchen, welche Rolle die unterdrückten und widersprüchlichen Emotionen in der Pathogenese verschiedener Erkrankungen bei MMH spielen.

3.2 Orient: Patientenrolle, Betreuungsbedürfnisse und Erwartungen

Es sollen hier zur vereinfachten Orientierung einige allgemeine Anregungen angesprochen werden. Die Menschen aus dem orientalischen Kulturkreis leben häufig in verstärkt abhängigen Beziehungen und genießen eine wir-bezogene Erziehung bzw. Identität. Deshalb ist das Verhalten im Sozialen stark an der Einhaltung von Familientraditionen und an Gruppenharmonie orientiert. Dies gibt Sicherheit und Verpflichtung zugleich und kann den Angehörigen der Familie mentalen Schutz bieten. Die Verantwortung für die Familie liegt bei den Ältesten, in der Regel beim Vater als Familienoberhaupt. Im Erkrankungsfall hört man bei den Betroffenen öfter, dass die Menschen wehleidig sind und die Beschwerden manchmal demonstrativ und übertrieben kommuniziert werden. Hintergrund für dieses erlernte Verhalten ist, dass die sozialen Versorgungssysteme in den jeweiligen Herkunftsländern nicht für jeden zugänglich sind und hier die entsprechenden Erfahrungen fehlen. Deshalb erwartet man Hilfe, Heilung und Unterstützung insbesondere von der Familie und der weiteren Verwandtschaft.

Durch die emotionale Zuwendung von Familie und Angehörigen im Krankheitsfall werden die Heilungsprozesse beschleunigt. Probleme werden zum Teil in der Familie besprochen, oft aber eher verschwiegen und teilweise tabuisiert. MMH sind im Alltag mit ihren Gedanken, bedingt durch den Anpassungsdruck hinsichtlich der gesellschaftlichen Anforderungen in Deutschland, oft zwischen Vergangenheit und Zukunft hin- und hergerissen. Sie denken deduktiv (vom Allgemeinen zum Besonderen), indirekt und holistisch (ganzheitlich) und vernetzen sich auf sozialer Ebene tendenziell horizontal. Umschreibungen, Andeutungen und indirekte Formulierungen im sozialen Miteinander spielen eine wichtige Rolle.

Im kollektivistischen System besteht eine starke soziale Hierarchie. Der große Respekt, den Obrigkeiten und dem Arzt gegenüber, kann den Patienten in eine eher passiv eingestellte Rolle drängen. Es wird erwartet, dass der Arzt letztlich alles weiß und die richtigen Entscheidungen in die Wege leitet. Er löst das Problem, auch wenn man selber nicht darüber redet (»Er wird alles von meinen Lippen lesen können, dazu hat er lange studiert«; »Ich kann ihn nicht mit meinen nervenden Fragen bei seiner Arbeit stören«). Durch höfliches Schweigen und emotionalen Stau neigen Patienten mit MMH eher zu psychosomatischen Erkrankungen wie z. B. Magenulkus.

Der Arztbesuch von MMH erfordert häufig mehr Zeit, Geduld und Zuwendung. Ursachen dafür sind sprachliche Barrieren, unterschiedliche Betreuungsbedürfnisse und Erwartungen der Patienten und Informationsdefizit über die Abläufe im deutschen Gesundheitssystem. Zur emotionalen und sprachlichen Unterstützung kommen oft Familienangehörige oder Nachbarn mit in die Praxis. Von besonderer Bedeutung ist hierbei, das Familienoberhaupt bei der Begrüßung und bei der Entscheidung zur Behandlung eines Familienmitgliedes mit einzubinden.

Schwierig für den Arzt sind die oft unklaren Beschreibungen der Beschwerden, was zu gegenseitigen Missverständnissen führen kann. Der Patient fühlt sich überfordert, sein Leiden genauer zu beschreiben, und hat gleichzeitig hohe Erwartungen an den Arzt. Mit dem Ansinnen, das Unwohlsein genau zu benennen, fühlen sich die Patienten oft überfordert. »Sie erwarten Anteilnahme und Anweisungen, vielfach auch eine Diagnose ohne Eigenbeteiligung: Studiert hat doch die Ärztin, der Arzt!«[17]

---

17   Dietrich, 2013.

3.3 Okzident: Patientenrolle, Betreuungsbedürfnisse und Erwartungen

»Die westliche Kultur hat ein großes Maul und kleine Ohren«, sagt Prof. G. Tandwa aus Afrika.[18] Der Osten hat ein kleines Maul und zwei große Ohren, und hier liegt ein Teil des Problems, weil dadurch kein konstruktiver Austausch möglich ist. Im Okzident werden ein ichbezogenes Bewusstsein und eine ichbezogene Identität bei der Erziehung der Kinder und Jugendlichen praktiziert und gewünscht. Der Individualismus konnte sich politisch erst mit der Herausbildung juristisch festgelegter und allgemein anerkannter gesellschaftlicher Strukturen entwickeln. Das heißt z. B., dass man sich erst beim Vorhandensein von Verträgen und deren Durchsetzbarkeit/Einklagbarkeit auf ein Versorgungssystem für ältere Menschen verlassen kann, ein Phänomen, das in Familiengesellschaften meistens fehlt.

Erst so ist die Entstehung von individualistischen Tendenzen im gesellschaftlichen Bereich möglich (Selbstbestimmungsrecht, Kleinfamilien, Scheidungsrecht, Pflegeeinrichtungen). Es braucht einen funktionierenden Rechtsstaat als Grundlage für ein funktionierendes Zusammenspiel von Individualismus (Sachebene) und kollektivistischer Gesellschaft (Beziehungsebene). In vielen Ländern fehlen jedoch diese vertraglichen Strukturen und ihre Verlässlichkeit.

Das starke Ich und ein sichtbares Selbstbewusstsein zu Hause und im Beruf sind erwünscht. Hier besteht aber die Gefahr, dass das Individuum sich und seine Meinung im sozialen Gefüge überschätzt, seine Haltung ohne Selbstreflexion als Maßstab für alle anderen festlegt und sich damit in die soziale Isolation begibt, mit der möglichen Folge einer depressiven Symptomatik. Während hier traditionell die Prozesse vertikal organisiert werden, wird im Orient öfter horizontal auf der Beziehungsebene bzw. in der Vernetzung gearbeitet. Beide Varianten haben ihre Vor- und Nachteile.

---

18 Müller & Gelbrich, 2014: S. 3.

Ich, Hier und Heute, anstatt *Wir, Dort und Morgen,* werden tendenziell in individualistischen Gesellschaften verwendet. Bei Krankheit und Schicksalsschlägen sieht man eher sich selbst in der Verantwortung als die anderen. Individualistisch geprägte Menschen sprechen induktiv, linear und direkt. Sie erwarten vom Arzt Fachkompetenz und legen Wert auf Ratio. Die Gefahr im sozialen Miteinander besteht darin, arrogante und intolerante Reaktionen zu entwickeln, wenn die anderen nicht die gleiche Meinung vertreten. Dies kann zu einer »Schubladensichtweise« führen.

Im Umgang mit MMH kann dies durch Mangel an Selbstreflexion, bei bestehenden Vorurteilen und Abwehrreaktionen zu Konflikten führen. Grund dafür ist, dass von kollektivistisch erzogenen Individuen Verhaltensweisen wie Selbstständigkeit, innere Autonomie, Organisation und Übernahme von Verantwortung erwartet werden. Gebraucht wird jedoch Teamarbeit, die letztlich für klare Vorgaben und Spielregeln sorgt, um Überforderung und mangelnde Compliance zu verhindern.

Gerade das im ganzen Leben überbetonte »Ich« kann im Alter die Menschen und Familienangehörigen überfordern. Etwa, wenn es um das Autofahren als gebrechlicher Mensch geht, oder um die Frage, ob man wie bisher weiter zu Hause allein lebt oder besser in ein Altenheim geht. Es ist gerade für »Ich«-sozialisierte Menschen enorm schwierig, sich einzugestehen, dass man im Alter gewisse Dinge nicht mehr allein bewältigen kann, sondern als Sozialwesen auf die Unterstützung der Anderen angewiesen ist. Hier sind der familiäre Zusammenhalt, die Zuwendung und Fürsorge der kollektivistischen Gesellschaften und Familien ein Segen gegen die Einsamkeit.

4. Gesundheitssysteme

Es ist wichtig, dass die Akteure in der Versorgung im Ankunftsland gewisse Informationen über die jeweiligen Versorgungsmodalitäten und Strukturen in den Herkunftsländern der MMH haben. In den Herkunftsländern der

MMH existieren sehr unterschiedliche Angebote von teils staatlicher, teils privater und traditionell-familiärer Seite. Insofern kennen diese Menschen oft ihr eigenes Krankensystem kaum und es wird von ihnen weitestgehend gemieden. Es gibt wenig Vertrauen, dafür umso mehr Korruption und fehlende Transparenz bezüglich der Qualität der Angebote. Wer das knappe Geld für sein Leben und das seiner Kinder dringend braucht, der wird Arzt und Krankenhaus meiden. Arme Menschen und Menschen aus ländlichen Regionen in den Herkunftsländern haben kaum Teilhabe an der medizinischen Versorgung. Zum Zahnarzt gehen vor allem Menschen aus der Mittelschicht, wenn Probleme nicht mehr zu ignorieren sind.

Das ist auch die tägliche Erfahrung beim Verein »Armut und Gesundheit in Deutschland e. V.« in Mainz im Umgang mit Flüchtlingen und Menschen ohne Papiere. Umso wichtiger wird es hier, Aufklärungsarbeit zu leisten und das ehrenamtliche Engagement zu fördern. Es wird von Fachkollegen berichtet, dass insbesondere MMH öfter Termine nicht wahrnehmen oder nicht rechtzeitig absagen und die Praxen die dadurch anfallenden Kosten tragen müssen. Während die MMH u. U. herkunftskulturell adäquat gehandelt haben, wird ein solches Verhalten in der Ankunftskultur oft als unverantwortlich missverstanden. Informationen über solche potentiellen interkulturellen Missverständnisse sollten in den Integrationskursen und auch bei der telefonischen Terminvereinbarung zwischen Arzt und Patient besprochen werden.

4.1   Beispiel Ägypten

Gemessen an der Kindersterblichkeit und der durchschnittlichen Lebenserwartung hat sich das ägyptische Gesundheitssystem in den letzten fünfzehn Jahren deutlich verbessert. Die Kindersterblichkeit ist von 62 Todesfällen bei 1.000 Lebendgeborenen (im Jahre 2000) auf 22 Todesfälle gesunken (2014). Die Lebenserwartung ist im gleichen Zeitraum von 63 auf 73 Jahre gestiegen. Das Bruttoinlandsprodukt hat sich in diesem Zeitraum verdoppelt, der Anteil für den Gesundheitssektor jedoch nicht. 2009 lag er bei 6,4 %, mittlerweile ist er auf 1,75 % gesunken (in Deutschland beträgt er 11 %).[19]

Das Gesundheitssystem in Ägypten weist nach wie vor große Mängel auf.[20] Die Koordination und Kooperation zwischen den einzelnen Gesundheitseinrichtungen sind mangelhaft. Dies führt u. a. dazu, dass die medizinische Versorgung, die Qualität, die Erreichbarkeit der Einrichtungen, die Finanzierung und die Personalsituation darunter leiden. Die privaten Einrichtungen sind finanziell besser gestellt als die staatlichen. Es gibt im Gesundheitssystem Ägyptens eine Drei-Klassen-Gesellschaft, bestehend aus dem staatlichen Gesundheitssystem (Ministry of Health (MOH)), dem Gesundheitssystem der Sozialversicherung (Health Insurance Organisation (HIO)) und der halbstaatlichen Curative Care Organisation (CCO). Die Inanspruchnahme der medizinischen Angebote ist für finanziell schwach gestellte Bevölkerungsgruppen nicht einfach.

4.2 Beispiel Türkei

Vergleicht man die beiden Gesundheitssysteme von Deutschland und der Türkei vor allem im Hinblick auf die Finanzierung, so investiert Deutschland über 11 % seines Bruttoinlandsproduktes in das Gesundheitssystem, während die Türkei nur 7 % investiert. Dementsprechend ist die Anzahl der Ärzte, des Pflegepersonals und der zur Verfügung stehenden Krankenhausbetten in Deutschland deutlich höher.

Das deutsche Gesundheitssystem ist ein solidarisches Modell, in dem die Gesunden, Jüngeren und Beschäftigten durch ihre Beiträge das System für sozial Schwächere zum größten Teil mitfinanzieren. Das Gesundheitssystem stellt den Angehörigen der Gesellschaft eine hochwertige

---

19 IndexMundi (online: 31.5.2017).
20 Löwe, 2000.

medizinische Versorgung zur Verfügung. Dies hat einen günstigen Einfluss auf die Lebenserwartung und Lebensqualität der Bevölkerung. Das Gesundheitssystem in der BRD führt regelmäßig Reformen durch, um den neuen Anforderungen bzw. Herausforderungen, wie z. B. dem demographischen Wandel, auch gerecht zu werden. In der Türkei herrschen teilweise andere Kriterien für die medizinische Versorgung, aber ähnlich wie in Deutschland gibt es neben den gesetzlichen Krankenkassen auch private Krankenkassen, die zusätzliche Leistungen anbieten.

Das Bundesgesundheitsministerium in Deutschland gibt die Rahmenbedingungen des Sozialversicherungssystems vor, was aber zur regionalen Umsetzung auch Spielräume zulässt, anders als beim türkischen Gesundheitsministerium. Dies führt in eigener Regie viele Aufgaben im Gesundheitsbereich durch. Ein großer Teil der deutschen Bevölkerung ist gesetzlich krankenversichert. Die türkische Bevölkerung ist überwiegend bei der staatlichen Krankenversicherung (SSK), über die Rentenversicherungskasse für Arbeitnehmer, über die Rentenversicherungskasse für Selbstständige und über die Grüne Karte krankenversichert.

Was die technologische Entwicklung und pharmazeutischen Produkte in Deutschland angeht, so ist Deutschland durch die Förderung des marktwirtschaftlichen Wettbewerbs und die finanziellen Möglichkeiten führend. Das türkische Gesundheitswesen ist im Sektor der Pharmazie faktisch ein Importland.[21] Wegen der strukturellen und finanziellen Schwäche des türkischen Gesundheitssystems sind auch die Gehälter der Beschäftigten in diesem Bereich sehr unterschiedlich. Je nachdem, wo sie arbeiten, ob in privaten oder staatlichen Einrichtungen, in der Stadt oder auf dem Land, liegen die Gehälter der Ärzte bei 5.000–7.000 YTL (1.500–2.500 Euro) pro Monat. Krankenschwestern verdienen, angelehnt an die o. g. Verhältnisse und Bedingungen, 1.200–3.500 YTL (400–1.200 Euro) monatlich.[22] Man darf jedoch hierbei nicht vergessen, dass das allgemeine

---

21 Sargutan, 2010 (online: 31.5.2017).
22 MaaşlariNet (online: 31.5.2017).

Durchschnittseinkommen in der Türkei mit etwa 9.000 Euro Jahreseinkommen pro Haushalt unter der deutschen Armutsgrenze liegt.[23]

Auch die Beziehung zwischen Arzt und Patienten unterscheidet sich zwischen den beiden Ländern. Aufgrund der unterschiedlichen kulturellen Sozialisation in verschiedenen Gesellschaftsformen ist der Arzt in der Türkei eine Respektsperson. Entsprechend werden auch dessen Anweisungen befolgt, und die Compliance ist groß. Die Betreuungsbedürfnisse und Erwartungen an die Arzt-Patienten-Beziehung sind also teilweise anders als in Deutschland. Während in Deutschland die fachliche Kompetenz bzw. die Aufklärungs- und Informationspflicht im Vordergrund stehen, spielen in der Türkei v. a. die emotionale Zuwendung und das Vertrauen zwischen Arzt und Patienten eine wichtige Rolle und man sieht die Bringschuld auf Seiten des behandelnden Arztes.

Dies ist ein wichtiger Grund für die Inanspruchnahme der medizinischen Angebote in der Türkei. Außerdem haben sich türkische Mediziner trotz aller Widrigkeiten des türkischen Systems in immer mehr medizinischen Disziplinen einen weltweiten Ruf erarbeitet[24]. Zu erwähnen sind z. B. die Schönheitschirurgie, die Zahnmedizin und die Augenheilkunde.

Zum anderen spielen für die Türken in Deutschland teilweise die sprachlichen und strukturellen Barrieren eine besondere Rolle. Die Kooperation zwischen dem deutschen Gesundheitssystem bzw. den Krankenkassen mit den türkischen Akteuren spart den deutschen Kassen nicht nur viel Geld, wie z. B. bei Reha-Maßnahmen, notfallmedizinischen Eingriffen oder bei der Versorgung von Dialysepatienten, sondern erleichtert auch den türkischen Patienten beim Besuch im Herkunftsland als Tourist die Inanspruchnahme medizinischer Leistungen.

---

23   Durchschnittseinkommen (online: 19.5.2017).
24   Coms (online: 9.6.2017).

4.3 Arzt-Patienten-Beziehung, (Aber-)Glaube und traditionelle Heiler

Religiös-spirituelle Erfahrungen und Bedürfnisse spielen beim Krankheitsverständnis, bei der Arzt-Patienten-Beziehung und beim Kontakt mit traditionellen Heilern eine besondere Rolle.

Nicht nur in der Türkei werden traditionelle Heiler aufgesucht, sondern zunehmend auch in Deutschland. Diese sind u. a. Hodschas oder Imame als Vorbeter z. B. in den Moscheen. Nicht selten beschäftigen sie sich mit Magie, dem Vertreiben von Geistern und manchmal auch mit gesundheitlichen Problemen, aber eben inoffiziell. Dass Hodschas mit magischen Geistheilungen zu tun haben können, bemerkten deutsche Ärzte recht bald. Das *Ärzteblatt* von 1988 informiert über die Hintergründe und zitiert dabei Emy Koen in *Curare*, Heft 2/1986.[25]

Spirituell-religiöse Heiler verordnen Rituale und Gebete, besprechen Gegenstände und lassen Muska-Behälter tragen. Sie werden aufgesucht, um konkrete Wünsche zu realisieren (z. B. Krankheiten, die durch »bösen Blick« bzw. »schwarze Magie« ausgelöst wurden, zu heilen). Diese Vorerfahrungen werden in den ambulanten bzw. stationären Behandlungen genutzt. Friedhelm Röder, Arzt der Psychiatrischen Uni-Klinik Marburg, schreibt dazu:

> »In unserer Klinik fragen wir mittlerweile jeden türkischen Patienten nach seinen eventuell vorhandenen Erfahrungen mit Hodschas, mit hiesigen oder mit während des Urlaubs in der Türkei aufgesuchten. Spielt ein Hodscha für einen Patienten eine wichtige Rolle, so ist uns ein wirksamer therapeutischer Zugang meist erst, nachdem wir davon erfahren haben, möglich. Viele Patienten sind froh, mit uns über ihre Erfahrungen mit dem Hodscha sprechen zu können.«[26]

---

25 Koen, 1986.
26 Röder, 1988.

Im Zeitalter des Internets blühen die unterschiedlichsten Angebote der o. g. Art nicht nur in der Türkei, sondern auch vergleichbar in anderen muslimischen Ländern und ebenso in Deutschland. Die Bandbreite von Hodscha-Rollen ist groß. So sind sie z. B. als Kartenleger, Magier und Wahrsager tätig. Leider fehlen auf diesem Gebiet gezielte Datensammlungen und Forschungen.

Es gibt verschiedene Gründe, warum Patienten einen Hodscha aufsuchen. Zum einen fehlt im ambulanten Bereich der medizinischen Versorgung oft die Zeit für ein ausführliches Gespräch mit dem Arzt. Unabhängig davon fühlen sich manche Patienten mit Migrationshintergrund wegen der mangelnden transkulturellen Kompetenz und der bestehenden Barrieren zwischen Arzt und Patient nicht verstanden und wenden sich dann verstärkt Behandlungen durch Hodschas zu.

Religiöse und spirituelle Erfahrungen spielten früher auch im Christentum eine bedeutende Rolle. Das Neue Testament setzt die Existenz von Dämonen voraus. Im Epheserbrief 6,12 werden sie Beherrscher der finsteren Welt genannt. Jesus Christus heilte bei seinem Wirken (vgl. Wikipedia) meist gleichzeitig Krankheiten, die bei den betroffenen Menschen auftraten. Besonders das Markusevangelium (Mk) schildert eindrücklich solche Exorzismen. Es lässt Jesu öffentliches Wirken mit einem Exorzismus (Mk 1,23–39) beginnen: »Und er zog durch ganz Galiläa, predigte in den Synagogen und trieb die Dämonen aus« (Mk 1,39). Auch Jesu Apostel erhalten die Macht, Dämonen auszutreiben (Mk 3,15). Vonseiten der modernen Bibelkritik werden die Existenz von Dämonen und damit auch die diesbezüglichen neutestamentlichen Zeugnisse abgelehnt, mit der Erklärung, dass der damaligen Zeit heutige Kenntnisse über psychische Krankheiten fehlten und diese somit fälschlicherweise als dämonische Besessenheit bezeichnet worden seien.

5. Exkurs: Bin ich gesund oder krank?

Die WHO definiert Gesundheit folgendermaßen: »Gesundheit ist ein Zustand vollständigen körperlichen, psychischen und sozialen Wohlbefindens und nicht nur die Abwesenheit von Beschwerden und Krankheit.«

Jeder Mensch hat jedoch seine eigenen Vorstellungen über »Gesund«- oder »Krank«-Sein. Welche Vorstellungen er hat, hängt von einer ganzen Reihe von Faktoren ab, wobei der kulturelle, familiäre und religiös-weltanschauliche Hintergrund dabei eine besondere Rolle spielt. Lebenssituationen werden in den Kulturen unterschiedlich interpretiert. Viele Interpretationen finden sich in Sprichwörtern und Redewendungen, z. B.:

*Den Kopf halt kühl, die Füße warm,
so machst du den besten Doktor arm!*
DEUTSCHES SPRICHWORT

Dem Gesunden ist jeder Tag ein Fest!
TÜRKISCHES SPRICHWORT

Der Mensch ist der Menschen beste Medizin!
SPRICHWORT AUS AFRIKA

Eine Freude vertreibt hundert Sorgen!
SPRICHWORT AUS JAPAN

Lachen ist die beste Medizin!
SPRICHWORT AUS DEUTSCHLAND

Die Liebe zu Natur ist die beste Medizin!
SPRICHWORT AUS ASERBAIDSCHAN

Beim Begriff »Krankheit« kann man zwei Zustände unterscheiden: »tatsächlich eine Krankheit haben«, wie z. B. Zuckerkrankheit, Hypotonie, Arthrose und Infektionen, bzw. »sich krank fühlen«, was eine subjektive Wahrnehmung darstellt. Die Wahrnehmung und die Beschreibung dieser Zustände können individuell und kulturell sehr unterschiedlich sein, was bei den Ärzten in den Aufnahmeländern zu Missverständnissen und Fehldiagnosen bzw. Fehltherapien führen kann.

Die Ursachen für eine Erkrankung werden in verschiedenen Kulturkreisen und Religionen durchaus unterschiedlich gesehen. Werden sie magisch oder religiös begründet, gilt die Krankheit als durch dämonische Kräfte (»böser Blick«), Hexenzauber oder religiöse Verfehlungen ausgelöst. Der »böse Blick« beruht auf dem Glauben, dass manche Menschen über eine sehr starke Energie verfügen, mit der sie anderen Schaden zufügen können. Abhilfe schaffen hier nach dem Volksislam Amulette, die die Energie ablenken sollen, z. B. in Form von blauen Augen. Mit der Herstellung von Amuletten beschäftigt sich, wie bereits erwähnt, der Hodscha.

Eine ganz ähnliche Funktion erfüllen die Medizinmänner und Schamanen in Afrika, die durch Befragung übersinnlicher Mächte (z. B. Werfen von Losen) die Krankheitsursache ermitteln. Durch Auffinden, Austreiben oder Vernichtung der äußeren, bösen Macht mit Hilfe von Kräutern, Tänzen, Massagen oder auch Musik, Gesang und Amuletten wird eine Heilung oder Besserung durch Suggestion erreicht.[27]

Auch in Deutschland findet man neben der wissenschaftlichen Medizin eine ganze Reihe von alternativen Heilverfahren wie Akupunktur, Homöopathie, Naturheilverfahren und Ähnlichem. Diese werden immer dann herangezogen, wenn die »Standard«-Medizin bzw. Schulmedizin scheinbar versagt, wenn die Ursachen einer Erkrankung nicht festgestellt werden bzw. die bereitgestellten Therapien keine Verbesserung bringen. Hier ist ein ganzheitlicher Ansatz einer medizinischen Versorgung erkennbar, die

---

27   Dietschy, 1936 (online: 2.6.2017).

die verschiedenen Lebenswelten und Resilienzen entdeckt, fördert und einbindet.

6. Schlussfolgerung

Beim Umgang mit Patienten aus einer anderen Kultur sollte der Arzt sich seiner eigenen Kultur, seiner Vorstellungen von Gesundheit und Krankheit und seiner Erwartungen an den Patienten bewusst sein. Ein Hintergrundwissen über andere Kulturen erleichtert es ihm, sich in die Denk- und Vorstellungsweisen des Patienten hineinzuversetzen, die Beschreibungen seiner Symptome nicht in Frage zu stellen. Vielmehr sollte nur durch Nachfragen bei unverständlichen Ausdrücken wie »herabgesunkene Leber« oder »Meine Schultern sind gefallen« oder »Meine Leber brennt« mehr über die Lebenssituation und die Alltagsprobleme des Patienten in Erfahrung gebracht werden. Ebenso ist es wichtig, die Vorstellungen über die Ursachen der Krankheit und die Erwartungen in Bezug auf die Therapie in Erfahrung zu bringen, um entsprechende Aufklärungsarbeit zu leisten und die Möglichkeiten und auch Grenzen der ärztlichen Behandlung aufzuzeigen.

II. Kommunikation und Kultur

Zusammenfassung Buchteil II:
Im zweiten Buchteil steht die Kommunikation in der medizinischen Versorgung im Vordergrund. Dafür wird zuerst in die Grundlagen der Kommunikation eingeführt. Diese Kommunikationsgrundlagen werden dann im Kontext kultureller Unterschiede betrachtet, die im Arzt-Patienten-Kommunikationsprozess aufeinanderprallen und in direkter bzw. indirekter Kommunikation zum Ausdruck kommen. Die weiterführende Erklärung der kulturell geprägten Unterschiede wird anhand von Kulturdimensionen vorgenommen, und Kulturstandards – mit dem Ziel einer optimierten Führung des Arzt-Patienten-Gesprächs – werden herausgearbeitet. Abschließend wird demonstriert, wie kulturell bedingte Kommunikationsprobleme durch die Einhaltung von Kulturstandards (bedingt) behoben werden können.

1. Kommunikation in der medizinischen Versorgung

Migration ist nicht nur das politische Thema unserer Zeit, sie stellt heute auch alle versorgenden Systeme vor große Herausforderungen, insbesondere den Gesundheitsbereich wie z. B. Hausärzte, Psychotherapeuten, Pflegedienste, Krankenkassen und den gesamten stationären Sektor.

Das Thema Migration und Gesundheit hat bisher weder in der ärztlichen Ausbildung und Forschung, der Fortbildung durch die Ärztekammer noch in der medizinischen Versorgung eine besondere Rolle gespielt. Deshalb haben wir auf diesem Gebiet keine brauchbaren Daten für die medizinische Versorgung von Menschen mit Migrationshintergrund (MMH) in den Gesundheitseinrichtungen. Dieser Beitrag soll helfen, die kulturell vielfältigen kommunikativen Botschaften und Verhaltensweisen in der

Versorgung und in den Arztpraxen zu verstehen, um professionell darauf reagieren zu können. Darüber hinaus soll die Reflexion der eigenen Vorurteile, Abwehrreaktionen und Wertevorstellungen zu mehr Bewusstsein bei der Arzt-Patienten-Beziehung verhelfen.

Die Arzt-Patienten-Beziehung beruht auf therapeutischer Arbeit. Der Erfolg dabei hängt maßgeblich u. a. von Kompetenzen des Leistungserbringers in Bezug auf eine professionelle interkulturelle Kommunikation ab. Eine Vielfaltgesellschaft darf *ein* Gesundheitssystem für alle Kulturen anbieten, muss aber auf soziokulturell und emotional unterschiedlich geprägte Biographien der Menschen mithilfe von interkultureller Kommunikation und Kompetenz interdisziplinär vorbereitet sein. Das ist ein Qualitätskriterium höchsten Grades, wird den Menschen gerecht und hilft uns, mit den Ressourcen sinnvoll umzugehen.

Wir wissen, wenn zwei Menschen miteinander in eine Beziehung treten, treffen zwei Welten aufeinander, die v. a. kulturell (z. B. individualistisch vs. kollektivistisch) geprägt sein können. Wer sich dabei in den verwinkelten Nischen der unterschiedlichen Kulturen auskennt, ist den Komplikationen solcher fremden Begegnungen nicht hilflos ausgeliefert (vgl. dazu Teil I dieser Publikation). Die Interaktion zwischen Arzt und Patient wird durch Vertrauen getragen. Dieses Vertrauen entsteht bei fremden Menschen durch unterschiedliche Formen der Kommunikation.

Die therapeutische Arbeit in der Arzt-Patienten-Beziehung heißt also auch Vorbereitung und Schaffung eines Bewusstseins hinsichtlich der o. g. Herausforderungen. Genau hier brauchen wir heute in einer multikulturellen Gesellschaft mehr Professionalität, Kompetenz und Kultursensibilität in interkultureller Kommunikation. Migranten leiden häufig somatisch, weil z. B. besonders für Frauen körperliche Symptome die einzige Möglichkeit sind, mit dem Arzt über ihre soziale Rolle zu sprechen. Die Ausbildung und die Wahrnehmung unserer Ärzte und aller anderen Akteure in unserem Gesundheitssystem sind i. d. R. aber auf Betreuungsbedürfnisse der Mittel- und Oberschicht der Mehrheitsgesellschaft ausgerichtet.

Auf diese Herausforderungen sollten alle Akteure im Gesundheitsbereich und alle Therapeuten, nicht nur die jungen, vorbereitet sein, um besser und kompetent zu helfen. Es soll den ärztlichen Blick weiten und manches ungewöhnlich erscheinende Verhalten erklärbar machen. Helfen und Mitfühlen braucht nicht nur Empathie, sondern auch Identifikationspunkte. Einem Menschen, den man nicht nur sprachlich gut versteht, kann man leichter und effizienter helfen. Damit ist beiden geholfen, dem Profi und dem Patienten. Der Autor dieses Buches kennt beide Kulturen und thematisiert die verschiedenen kulturell-kommunikativen Aspekte für ein besseres Verständnis und die Versorgung von Menschen aus anderen Kulturen.

Wesentliche Aspekte einer gelungenen Kommunikation sind Empathie, Zuhören und Akzeptanz, aber auch die Fähigkeit zum Perspektivenwechsel. Kommunikation kann erst gut gelingen, wenn ich mich in die Perspektive (die Lebenslage, Position oder das Gedankengebilde) des Gesprächspartners hineinversetzen kann. Ansonsten drohen neue Konflikte zu entstehen.

Die Beziehung zwischen Arzt und Patient wird in erster Linie von der Kommunikation geprägt. Sie entscheidet darüber, ob Vertrauen aufgebaut und damit die Bereitschaft des Patienten zur Mitarbeit erreicht wird. Dadurch werden die Bindung an den Arzt und der Therapieerfolg entscheidend mitbestimmt. Deshalb wird hier das Thema Kommunikation als Grundlage der Verständigung mit den Menschen in der Versorgung, Arzt und Patient, ausführlich aus unterschiedlichen Blickwinkeln beleuchtet.

In der Kommunikationstheorie wird zudem zwischen dem »Gesagten« und dem vom Sprecher »Gemeinten« unterschieden (Sprache hinter der Sprache). Generell wird das Gesagte gemeinsam mit allen weiteren Körpersignalen des Gesprächspartners interpretiert. Bei der verbalen und nonverbalen Kommunikation werden einige wichtige Formen aufgeführt und interkulturelle Unterschiede aufgezeigt. Fallbeispiele zeigen auf, wie ein Arzt-Patienten-Gespräch verlaufen könnte und welche Probleme in der Praxis auftreten.

Müller und Gelbrich (2014) haben sich intensiv mit dem Thema der interkulturellen Kommunikation auseinandergesetzt und eine Vielzahl von kulturellen Differenzen dargestellt.[28] Eine gute Ergänzung stellt das Buch von Kumbier und Schulz von Thun (2006) dar, das eine Reihe von Beiträgen enthält, die anhand von konkreten Beispielen in der Paarbehandlung interkulturelle Kommunikationsprobleme aufzeigen.[29]

2. Kommunikationsgrundlagen

Kommunikation im engsten Sinne ist ein Informationsaustausch zwischen einem Sender und einem Empfänger. Hier bleibt offen, auf welche Weise die Nachrichtenübertragung erfolgt (z. B. mündlich oder schriftlich), welchen Sinn sie hat (z. B. Kontaktaufnahme, Machtdemonstration) und wer Sender und Empfänger ist (z. B. Menschen, Tiere, Medien). Hier sollen jedoch nicht alle Kommunikationsformen theoretisch beleuchtet werden. Im Mittelpunkt stehen Menschen aus dem Gesundheitswesen und MMH mit gesundheitlichen Problemen. Somit kann man auch die Funktionen der Kommunikation eingrenzen: Kontaktaufnahme und Informationsübertragung. Aber ganz so einfach ist es leider auch wieder nicht, da neben der eigentlichen Information auch (meist unbewusst) noch weitere Inhalte weitergegeben und vom Gesprächspartner aufgenommen und interpretiert werden. Friedemann Schulz von Thun hat ein Modell entwickelt, das den Kommunikationsvorgang gut beschreibt und erklärt, wie und warum es zu Missverständnissen und Konflikten kommt, auch wenn beide Partner die gleiche Sprache sprechen.

---

28 Müller & Gelbrich, 2014.
29 Kumbier & Schulz von Thun, 2006.

2.1 Das Kommunikationsquadrat

Schulz von Thun unterscheidet vier Botschaften, die mit einer Äußerung einhergehen:

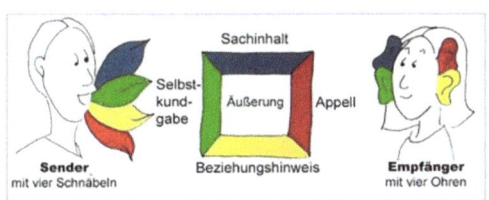

Abb. 2: Kommunikationsquadrat nach Schulz von Thun
(Quelle: Schulz von Thun – Institut für Kommunikation (online: 22.05.2017).)

Beim Sachinhalt handelt es sich um Sachverhalte, Daten und Fakten. Dabei kann der Sachinhalt wahr oder unwahr, relevant oder irrelevant bzw. hinlänglich oder unzureichend sein. Die Selbstkundgabe informiert über die Einstellungen und Gefühle des Senders. Der Appell an den Empfänger gibt an, was man erreichen möchte. Der Beziehungshinweis gibt an, wie der Sender zum Empfänger steht.[30]

Ein Beispiel soll verdeutlichen, welche Botschaften bei einer interkulturellen Kommunikation gesendet und wie sie verstanden werden.

Ein Iraner kommt unerwartet zur Mittagszeit zu einer deutschen Familie. Da das Mittagessen bereits auf dem Tisch steht, wird der Iraner gefragt, ob er mitessen möchte. Dieser lehnt ab mit den Worten: »Vielen Dank, ich habe keinen Hunger«, obwohl er noch nicht gegessen hat. Die Familie beginnt mit dem Essen, während der Besucher daneben sitzt. Beide Seiten fühlen sich unwohl.

---

30 Schulz von Thun Institut für Kommunikation (online: 22.5.2017).

Was ist passiert? Der Iraner hat die Einladung zum Essen aus Höflichkeit abgelehnt. Der **Sachinhalt** (»Vielen Dank, ich habe keinen Hunger«) ist ein Teil des Höflichkeitsrituals. Als **Selbstkundgabe** teilt er mit, dass er keine Umstände machen möchte, weil er höflich ist. Gleichzeitig fordert er die Familie auf (**Appell**), die Einladung zu wiederholen. Auf der **Beziehungsebene** freut er sich über das Angebot, wollte aber nicht unhöflich sein.

Was wird verstanden? Die Familie erfährt, dass ihr Gast nicht essen möchte (Selbstkundgabe), weil er keinen Hunger hat (Sachinhalt). Für sie bedeutet der Appell »Bitte geben Sie sich keine Mühe« und auf der Beziehungsebene »Danke für Ihr Angebot«. Hätten beide Gesprächspartner den gleichen kulturellen Hintergrund, wäre es nicht zu diesen Fehlinterpretationen gekommen.

2.2   Kommunikationsformen

Bei der Art und Weise der Kommunikation unterscheidet man in der Regel zwischen der verbalen und der nonverbalen Kommunikation. Zur ersten Form zählt man die Sprache (mündlich und schriftlich). Zu den nonverbalen Formen zählt man u. a. Mimik und Gestik.

Verbale Kommunikation
Unter Sprachkompetenz versteht man nicht nur das Vokabular einer Sprache, sondern auch die damit verbundene Grammatik. Der Fremdsprachenunterricht in der Schule zeigt, dass es relativ leicht ist, einige Wörter in einer anderen Sprache zu erlernen. Es ist jedoch sehr viel schwieriger, aus diesen Wörtern einen grammatikalisch richtigen Satz zu bilden. Zudem fällt es in der Regel leichter, einen Text in einer fremden Sprache zu lesen oder zu verstehen, als selbst eine Fremdsprache zu sprechen. Selbst jahrelanger Unterricht garantiert nicht, dass man sich im Ausland problemlos verständigen kann.

Für Patienten mit Migrationshintergrund, die keine oder nur geringe Deutschkenntnisse haben, ist es nicht leicht, ihre Wünsche in Worte zu fassen. Mangelhafte Sprachkenntnisse können dabei verschiedene Ursachen haben. Es kann sowohl an der fehlenden Bereitschaft liegen als auch an den begrenzten Möglichkeiten, die Sprache zu lernen. Wenn eine muslimische Frau von ihrem Mann nicht die Erlaubnis erhält, einen Deutschkurs zu belegen, mit der Begründung, dass die Frau sich vorrangig um die Familie und den Haushalt zu kümmern hat, darf man sich nicht über Sprachprobleme wundern. In der Regel kommen solche Patienten in Begleitung eines Verwandten oder Bekannten, der beim Arztgespräch Hilfestellung leisten soll.

Nonverbale Kommunikation
Es gibt eine Reihe von nonverbalen Kommunikationsmitteln, die mehr oder weniger bewusst eingesetzt werden und je nach Kulturkreis unterschiedliche Bedeutung haben. Neben Gestik und Mimik sind auch der Blickkontakt und die Körperhaltung zum Gesprächspartner wichtige Hilfsmittel, um die Botschaft mit einer bestimmten Bedeutung aufzuladen oder die Bedeutung der Botschaft zu interpretieren.

Gesten
Im Gespräch werden meist unbewusst bestimmte Gesten ausgeführt, um einen Sachverhalt zu unterstreichen. So werden z. B. häufig die Hände benutzt, um die Größe eines Gegenstandes bildlich darzustellen oder um jemanden herbeizuwinken. Es kann aber auch sein, dass eine Geste als Ersatz für eine sprachliche Formulierung eingesetzt wird, da diese sprachliche Formulierung nicht bekannt ist oder momentan nicht abgerufen werden kann. Besonders in solchen Situationen kann es zu interkulturellen Missverständnissen kommen, da die verwendete Geste u. U. in der Herkunftskultur etwas anderes bedeutet als in der Aufnahmekultur.

»Daumen hoch« bedeutet z. B. für Nordamerikaner und Europäer »sehr gut«. In Afghanistan, im Irak und Iran aber ist dies eine Beschimpfungs- oder Beleidigungsgeste. In Griechenland, Syrien, Sardinien, im Libanon und in Saudi-Arabien ist »Daumen hoch« gar eine obszöne Geste.[31] Zeigefinger von der Stirn wegbewegt, heißt, es geht in Ordnung; Zeigefinger mehrfach an die Stirn tippen, bedeutet, jemand hat nicht »alle Tassen im Schrank«. Jemand, der nur eine der beiden Gesten kennt, könnte die jeweils andere Geste also durchaus missverstehen.

Auch für Zustimmung bzw. Ablehnung werden in den Kulturen unterschiedliche Gesten benutzt. In fast allen Ländern ist es üblich, bei Zustimmung mit dem Kopf zu nicken. In Indien und Pakistan wird der Kopf hin und her bewegt; in Äthiopien wird der Kopf zurückgeworfen. Bei Ablehnung wird meist der Kopf geschüttelt, in den arabischen Ländern, in der Türkei und in Griechenland wird der Kopf zurückgeworfen. In konfuzianischen Ländern kann es sein, dass ein Kopfnicken weder Zustimmung noch Ablehnung bedeutet. Es kann sein, dass damit lediglich signalisiert wird, dass man den Gesprächspartner verstanden hat oder auch nur, dass man dem Gespräch folgt.[32]

Mimik
Am Gesichtsausdruck kann man viele Emotionen ablesen (Freude, Angst, Ekel, Trauer). Schwierig wird es, wenn ein Gesicht ausdruckslos ist oder ein soziales Lächeln gezeigt wird, wie es in östlichen Kulturkreisen (China, Japan, Korea etc.) durchaus üblich ist. Es wird sowohl bei positiven Gefühlen (Freude und Sympathie) als auch bei gesellschaftlich unerwünschten Gefühlen (Trauer, Verlegenheit, in Konfliktsituationen) gezeigt und ist für die Angehörigen der westlichen Kulturen schwer zu interpretieren. Im Unterschied zu den Asiaten betrachten die Europäer Augen- und Mundpartie bei der Interpretation der Emotionen, die Asiaten konzentrieren sich hingegen auf die Augenpartie.[33]

In der Praxis kann mit einem Lächeln dem Patienten das Gefühl vermittelt werden, willkommen zu sein. Es nimmt die Unsicherheit und baut Vertrauen auf. Im Gespräch jedoch muss dem Patienten vermittelt werden,

---

31 Kachaner, 2012 (online: 19.07.2017).
32 Payer, 2000 (online: 22.5.2017).
33 Müller & Gelbrich, 2014: S. 101.

dass man ihn ernst nimmt und sorgenvolle Fragen nicht mit einem Lächeln abgetan werden.

Blickkontakt
Auch über den Blickkontakt können wichtige Informationen übermittelt werden. Damit werden insbesondere Emotionen und Stimmungen ausgedrückt und Gesagtes unterstrichen. Im Umgang mit Patienten ist der Blickkontakt daher sehr wichtig. Bereits beim Empfang kann die Verunsicherung groß werden, wenn die Arzthelferin keinen Blickkontakt aufnimmt, um zu zeigen, dass sie den Patienten wahrgenommen hat. Im Arztgespräch signalisiert der Arzt dem Patienten durch Blickkontakt Aufmerksamkeit. Nur wer seinen Gesprächspartner anschaut, kann an dessen Mimik Gefühle erkennen und damit »Gedanken lesen« oder Botschaften »hinter« dem Gesagten wahrnehmen. An diesem Beispiel wird u. a. auch die Bedeutung des Konfliktthemas »Burka« deutlich.

Körperhaltung
Die Körperhaltung verrät viel über die Gefühle eines Menschen. Bildliche Beschreibungen wie »Er sitzt da wie ein Häufchen Elend!« oder »Er erzählt etwas mit stolzgeschwellter Brust« machen dies deutlich. Mit der Körperhaltung können Respekt, aber auch Desinteresse und Ablehnung, z. B. durch Abwenden (»die kalte Schulter zeigen«), ausgedrückt werden.

Paraverbale Kommunikation
Zu den paraverbalen Kommunikationsmitteln gehören z. B. die Stimmlage und die Lautstärke. Der Klang der Stimme liefert dem Gesprächspartner wichtige Informationen über die Person selbst (Alter, Geschlecht, Persönlichkeit) sowie darüber, wie das Gesagte gemeint ist (»Der Ton macht die Musik«). Die Lautstärke lässt dabei Rückschlüsse auf Emotionen – positive wie negative – zu. Das Schweigen hat verschiedene Funktionen.[34]

---

34 Müller & Gelbrich, 2014: S. 93 ff.

Es kann das Ende einer Mitteilung oder die Aufforderung zum Sprechen, die Verweigerung eines Gesprächs oder auch das Eingeständnis der Niederlage in Konfliktsituationen bedeuten.

3. Kulturelle Unterschiede

3.1 Der »Kultur-Eisberg«

In der Kulturwissenschaft verwendet man gerne den Vergleich mit einem Eisberg, um die unterschiedlichen Kulturbereiche zu verdeutlichen. Wie bei einem Eisberg ist nur ein kleiner Teil direkt sichtbar (Kleidung, Sprache, Feste etc.). Der größte Teil liegt unter der Wasseroberfläche und bleibt daher weitgehend verborgen (Werte, Einstellungen, Verpflichtungen, Gefühle, Erwartungen etc.); er beeinflusst jedoch sehr stark die Wahrnehmung des sichtbaren Teils des jeweiligen kulturellen Phänomens.[35] Betrachtet man die unter der Wasseroberfläche verborgenen Kulturmerkmale, muss man zwischen Tabus, Normen, Werten und Einstellungen differenzieren.

Tabus
Die folgende Tabelle bietet einen Überblick über gängige Tabus:

	Geeignete Gesprächsthemen	*Ungeeignete Gesprächsthemen*
Frankreich	Musik, Sport, Bücher, Theater	Preise, Arbeit, Alter, Einkommen
Großbritannien	Geschichte, Architektur, Gartenarbeit	Politik, Geld, Preise
Japan	Geschichte, Kultur, Kunst	Zweiter Weltkrieg, protektionistische Regierungspolitik
Mexiko	Familie, soziales Umfeld	Politik, Steuern oder Inflationsprobleme, Gewalt an der Grenze

---

35   ebd.: S. 157.

Saudi-Arabien	Arabische Sprichwörter, Falkenjagd, Kamelrennen, Fußball	Familie, Politik, Religion
Vietnam	Musik, Literatur, eigene Familie	Kommunismus, Vietnamkrieg, aktuelle Politik

Tab. 2: Gesprächsthemen; Quellen: Müller & Gelbrich, 2014: S. 159; Chaney & Martin, 1995; zit. n. Rothlauf, 2009: S. 182

Normen
Normen legen fest, welches Verhalten in einer bestimmten Situation angemessen ist (z. B. Dankbarkeit gegenüber den Eltern und Pflege im Alter).[36] Das Einhalten der Normen wird durch Erziehung (starke Verinnerlichung) und/oder durch Androhung von Strafen (z. B. Verachtung) bzw. Belohnung (z. B. Wertschätzung) überwacht und durchgesetzt. Normen vermindern die Komplexität von möglichen Verhaltensweisen und vereinfachen damit das Zusammenleben.

Zentrale Normen sind wichtig für die Identität der Gesellschaft und entsprechend unterschiedlich. Im Folgenden einige Beispiele:

- Konfuzianismus: Harmonie bewahren
- Christentum: Vergebung gewähren
- Islam: Ehre wahren
- Buddhismus: Toleranz üben

Werte
Werte sind Ziele und Zustände, die die Mehrheit der Gesellschaft für erstrebenswert und wünschenswert hält (z. B. Meinungsfreiheit, Gleichberechtigung, Erhaltung der Gesundheit). Sie haben ihren Ursprung in religiösen Überzeugungen, historischen Erfahrungen und Traditionen.[37]

---

36 ebd.: S. 162.
37 ebd.: S. 166 ff.

Die Kenntnis der Werte einer Gesellschaft und ihres Stellenwerts ermöglicht Verhaltensprognosen. Dies wird insbesondere von internationalen Unternehmen im Rahmen von Mitarbeiterführung, Kooperation mit ausländischen Firmen und Produktmarketing genutzt.

Die folgende Tabelle zeigt, welche Werte in den aufgeführten Ländern wichtig sind und wie man diese in der Kommunikation priorisiert berücksichtigen kann:

Amerikanische Werte	*Japanische Werte*	*Arabische Werte*
1. Freiheit	1. Zugehörigkeit	1. Sicherheit der Familie
2. Unabhängigkeit	2. Gruppenharmonie	2. Familienharmonie
3. Selbststärke	3. Gruppenstärke	3. Seniorität
4. Gleichheit	4. Alter	4. Alter
5. Individualität	5. Gruppenkonsens	5. Autorität
6. Wettbewerb	6. Zusammenarbeit	6. Kompromiss
7. Effizienz	7. Qualität	7. Zuneigung
8. Zeitbewusstsein	8. Geduld	8. Geduld

Tab. 3: Kulturspezifität der Wertehierarchie; Quellen: Müller & Gelbrich, 2014: S. 168; Unger, 1997; zit. n. Rothlauf, 2009: S. 130

Einstellungen

Einstellungen zu einem Objekt, einer Person oder einer Situation sind individuell verschieden und abhängig von dem Wissen bzw. der emotionalen Bewertung darüber.[38] Inwieweit eine Einstellung stabil oder variabel ist, hat jeder schon an sich selbst beobachtet, wenn zu einem bestimmten Thema in den Medien berichtet wird (Energiewende, Asylpolitik, Aufgaben der Bundeswehr und Ähnliches).

Die Kulturforschung verfolgt unterschiedliche Strategien, um die Merkmale und Besonderheiten einzelner Kulturen zu ermitteln und zu vergleichen. Bei den meisten Ansätzen wird jedoch aus Gründen der Vereinfachung

---

38   ebd.: S. 169 ff.

die »Nation« bzw. das »Land« mit »Kultur« gleichgesetzt. Das Problem der Abgrenzung zwischen Nationalität und Kulturkreis ist jedoch nicht leicht zu lösen, da sich die Staatsbürgerschaft ändern kann oder ein Migrant sich so weit in die Gesellschaft integriert hat, dass er sich mit ihren Werten identifiziert. Dennoch sind die Ergebnisse sehr aufschlussreich und sollen in den nächsten beiden Kapiteln beispielhaft anhand der Kulturdimensionen von Edward Hall und Geert Hofstede vorgestellt werden.

Stolz und Ehre
Stolz und Ehre werden in den verschiedenen Kulturen unterschiedlich interpretiert. In den muslimischen Ländern des Nahen Ostens wird der Ehrbegriff weniger durch den Koran als vielmehr durch die Tradition der Stammesstrukturen begründet. Dabei unterscheidet man zwei Ehrauffassungen.[39] Die Ehre des Mannes ist abhängig von seiner Freigiebigkeit und Höflichkeit. Seine Ehre und die Ehre der Familie sind jedoch abhängig von der Ehre der weiblichen Familienmitglieder. Hat die Frau als »Besitz« des Mannes durch ihr Verhalten der Familie »Schande« gemacht, bedeutet es, dass die Männer der Familie nicht stark genug waren, sie zu kontrollieren. Die Frauen als Trägerinnen der Ehre können diese nur bewahren, aber bei Verlust nicht wiedergewinnen. Um die Ehre wiederherzustellen, müssen die Männer aktiv werden, d. h., das Verhalten der Frau oder Tochter sanktionieren. Im Extremfall ist die Ehre wichtiger als das Leben eines Menschen (»Ehrenmord«).

In konfuzianischen Gesellschaften wird das Ansehen innerhalb der Gruppe festgelegt. Durch das »Gesichtwahren« und »Gesichtgeben« kann das Ansehen erhöht bzw. zerstört werden.

---

39 Orientdienst e. V. (online: 19.5.2017).

3.2 Kulturdimensionen nach Edward Hall

Der Ethnologe Edward Hall (1914–2009) gilt als Begründer der interkulturellen Kommunikation. Er hat im Laufe seiner Forschungen vier Kulturdimensionen ermittelt:

Die Dimension »Raum« beschreibt die kulturellen Unterschiede zwischen der räumlichen Nähe bzw. Distanz, mit der Personen miteinander kommunizieren, und wie sie den Raum nutzen. So bevorzugen Lateinamerikaner einen näheren Abstand bei der Kommunikation als US-Amerikaner. Auch Japaner sitzen und stehen gerne eng beieinander und bevorzugen wegen der sozialen Kontakte auch im Geschäftsleben Großraumbüros.[40] Die bevorzugte Distanz gegenüber Fremden beträgt bei US-Amerikanern 45 bis 120 cm, in Lateinamerika sind es 36 bis 45 cm und in Saudi-Arabien 25 cm. Ob man eine fremde Person als distanzlos bzw. aufdringlich empfindet, ist somit von der kulturellen Einstellung abhängig.[41]

Die Dimension »high« bzw. »low context« drückt aus, dass bestimmte Aussagen von Menschen erst richtig verstanden werden, wenn der Kontext ebenfalls bekannt ist. Teilweise kann der Kontext aus Mimik und Gestik abgeleitet werden, teilweise müssen jedoch Hintergrundinformationen bekannt sein. High-context-Gemeinschaften weisen enge soziale Kontakte auf, so dass viele Informationen bereits bekannt sind und nicht explizit erwähnt werden müssen. Sie verwenden verstärkt nonverbale Mittel, um sich mitzuteilen. Japaner, Südeuropäer und Araber werden zu den typischen High-context-Gesellschaften gerechnet, Deutsche, US-Amerikaner und Schweizer zu den Low-context-Gesellschaften. Daraus kann auch die Einstellung zu direkter bzw. indirekter Kommunikation abgeleitet werden. Dabei versteht man unter indirekter Kommunikation die Vorliebe, »blumig« zu reden bzw. Informationen »zwischen den Zeilen« zu verstecken.[42]

---

40 Broszinsky-Schwabe, 2011: S. 141 ff.
41 Müller & Gelbrich, 2014: S. 20.
42 ebd.: S. 21 ff.

Die Dimension »monochrones« bzw. »polychrones Zeitverständnis« hebt darauf ab, dass es kulturelle Unterschiede im Zeitempfinden gibt und dadurch Konfliktsituationen entstehen können. Ein bekanntes Beispiel ist das Thema »Pünktlichkeit«. Menschen mit monochronem Zeitverhalten teilen sich ihre Zeit ein, sie tun immer eins nach dem anderen, identifizieren sich mit ihrer Arbeit, halten sich an Termine und Zeitpläne und legen großen Wert auf Pünktlichkeit (Deutschland, Schweiz, USA). Menschen mit polychronem Zeitverhalten verteilen ihre Zeit, um viele Dinge gleichzeitig zu tun. Sie identifizieren sich mit ihrer Familie, Freuden und Kunden, lassen sich leicht ablenken, stoßen Pläne um und kommen fast immer zu spät (Afrika, Südamerika, Balkanländer, Südeuropa).[43]

3.3 Kulturdimensionen nach Geert Hofstede

Der Organisationswissenschaftler Geert Hofstede wertete die Ergebnisse von Befragungen (1968/1972) von Mitarbeitern eines internationalen Konzerns aus. Die Daten aus fünfzig Ländern enthielten die Wertvorstellungen in Bezug auf das Arbeitsleben und die persönlichen Ziele und Einstellungen der Mitarbeiter. Auf dieser Datenbasis leitete Hofstede fünf Kulturdimensionen ab, die von der Kulturforschung als Ausgangspunkt für weitere Forschungen genommen wurden.

Die größte Aufmerksamkeit hat die Dimension »**Individualismus – Kollektivismus**« erfahren. Mit dieser Dimension wird der Grad der Integration eines Individuums in einer Gruppe beschrieben. Dabei wird in individualistisch ausgerichteten Kulturen mehr Wert auf die Erreichung von persönlichen Zielen und in kollektivistisch ausgerichteten Kulturen mehr Wert auf die Harmonie in der Gruppe gelegt, wie die Tabelle unten zeigt:

---

43 Broszinsky-Schwabe, 2011: S. 152.

Individualismus	*Kollektivismus*
Erziehung zu »Ich-Bewusstsein«	Erziehung zu »Wir-Bewusstsein«
Persönliche Meinung wird vertreten	Meinung durch die Gruppe vorbestimmt
Verpflichtung gegenüber sich selbst (Eigeninteresse und Selbstverwirklichung haben Vorrang)	Verpflichtung gegenüber Familie und Bezugsgruppe (Harmonie und Respekt haben Vorrang)
Schuld (wichtigste moralische Kategorie)	Scham (wichtigste moralische Kategorie)
Lernen, wie man lernt	Lernen, wie man et was tut
Universalismus: Werte und Normen gelten für alle gleichermaßen	Partikularismus: unterschiedliche Werte und Normen je nach Gruppenzugehörigkeit (»in group« vs. »out of group«)
Zweckbezogene Beziehung zwischen Arbeitgeber und Arbeitnehmer (z. B. »hire and fire«)	Moralisch fundierte Beziehung zwischen Arbeitgeber und Arbeitnehmer (z. B. Prinzip der lebenslangen Beschäftigung)
Aufgaben dominieren die zwischenmenschlichen Beziehungen	Zwischenmenschliche Beziehungen dominieren die Aufgaben

Tab. 4: Ausdrucksformen von Individualismus und Kollektivismus
Quelle: Müller & Gelbrich, 2014: S. 63

Typische individualistische Länder sind die USA, Australien, Großbritannien und Kanada. Zu den kollektivistischen Ländern rechnet man Guatemala, Ecuador, Panama und Taiwan. Deutschland, Österreich und die Schweiz befinden sich im Mittelfeld zwischen beiden Polen.

Die Orientierung an Beziehungen innerhalb einer kollektivistischen Gesellschaft dominiert das soziale Leben im Alltag. Auch in der Arzt-Patienten-Beziehung versucht man diesen Aspekt verstärkt in der hausärztlichen Versorgung zum Zwecke einer Compliance-Förderung einzusetzen. Das schafft Vertrauen.

Im Unterschied dazu werden in den individualistischen Gesellschaften zunächst die Sachthemen angesprochen und behandelt. Der Patient erwartet Kompetenz und Fachwissen, dadurch wird das Vertrauen gestärkt.

Eine Beziehung in kollektivistischen Ländern ist ein Geflecht aus gegenseitigen Verpflichtungen und stellt somit eine enge Bindung der Gruppenmitglieder her. Der Konfuzianismus fordert zudem, dass in der Gruppe Harmonie herrschen muss, was sowohl auf die Kommunikation als auch auf die Einstellung zu Konflikten große Auswirkungen hat. Keiner darf durch das Verhalten oder durch Worte anderer in eine unangenehme Situation gebracht werden. Geschieht dies doch, hat man sein »Gesicht verloren«. Zudem versucht man, das »Gesicht zu wahren«, d. h. selbst nicht in eine Situation geraten, die zu Konflikten führen kann (z. B. klare Frist zusagen). Zusätzlich ist man bemüht, dem anderen »Gesicht zu geben« oder es zu betonen. Dies kann erreicht werden durch den Hinweis auf gute Leistungen des anderen, wobei die eigenen Leistungen heruntergespielt werden.[44] Ein chinesisches Sprichwort sagt: »Der Baum hat eine Rinde – der Mensch hat ein Gesicht. Nimmt man dem Baum seine Rinde, stirbt er«.[45]

Ein weiterer Aspekt ist die Unterscheidung zwischen der **direkten und indirekten Kommunikation.** Die direkte Kommunikation zeichnet sich dadurch aus, dass über Worte (verbale Kommunikation) die Informationen mitgeteilt werden und andere Kommunikationsmittel wie Gestik, Mimik und Blickkontakt eine untergeordnete Rolle spielen. Fragen, Wünsche und Antworten erfolgen sozusagen »unverblümt«, Lob und Kritik werden offen ausgesprochen und nicht über »Dritte« oder Andeutungen übermittelt und die eigene Meinung wird offen vertreten.

Der indirekte Kommunikationsstil, der überwiegend in kollektivistischen Gesellschaften verbreitet ist, ist völlig anders, wie die Tabelle unten zeigt:

---

44 Forum China (online: 22.5.2017).
45 Müller & Gelbrich, 2014: S. 135.

Direkte Kommunikation	Indirekte Kommunikation
„Ohne Umschweife „zur Sache" kommen". Anliegen können direkt angesprochen werden, ohne Vorgeschichte oder Erläuterungen, man geht gerne „in medias res".	„Die Sache" muss nicht unbedingt explizit angesprochen werden - man versteht sich dennoch sehr genau.
Lob, Wünsche und Anliegen werden direkt, offen und öffentlich angesprochen, unmittelbar an die zuständige Person adressiert. Kommunikation über „Dritte" oder andere „Umwege" sind eher verpönt.	Allmähliche Hinführung zum Thema, Tee trinken. Anliegen werden indirekt angesprochen, Kritik wird – wenn überhaupt - indirekt geäußert.
Klare Fragen – klare Antworten: Alles andere wird eher als „Herumdrucksen", mangelnde Offenheit, Ehrlichkeit oder auch mangelnde Qualifikation empfunden.	Häufig relativierende sprachliche Floskeln, wie *actually..*", „yes, yes ... no problem". Ein explizites „Nein" wird als unhöflich empfunden, stattdessen sollten eher Begriffe wie „weniger gut" oder „bedenkenswert" verwendet werden.
Direkt sagen, was man denkt: Die eigene Meinung, auch wenn sie kontrovers ist, direkt und offen auszusprechen, wird sehr geschätzt.	Die Harmonie des Ganzen wird mehr geschätzt als die Vertretung einer Individualmeinung.
Kritik direkt und zeitnah aussprechen: Dies gilt als „offen und ehrlich", jemanden sofort und direkt mit der eigenen Kritik zu konfrontieren, ohne Zuwarten auf einen besseren Moment.	Lieber Gesicht geben (decken), als jemanden das Gesicht verlieren lassen – Kritisches daher nicht öffentlich, sondern eher unter vier Augen oder äußern oder über Dritte lancieren.
Auf den Nenner bringen: Eindeutigkeit, präzise Begriffsdefinitionen, direkte Aussagen werden wertgeschätzt. Metaphern, Bilder, Umschreibungen sind zu uneindeutig, allenfalls etwas für Dichter, Romantiker oder Verliebte. Bei der Arbeit und im Geschäftsleben hat derlei nichts zu suchen.	Vorliebe für Sprichwörter, Bildern, Analogien, sie sind weniger festlegend als ein „Klartext". Wer die Bedeutung nicht versteht, sollte nachfragen oder sich anderweitig kundig machen. Bilder sind wichtige Bedeutungsträger.
Verbal statt nonverbal: Im Arbeitsleben gilt die verbale Botschaft als verbindlich. Im Liebesleben und Unprofessionellen ist Raum für Paraverbales.	Nonverbale und paraverbale Signale werden reichlich gesendet – und dekodiert. Als unprofessionell gilt, den Kontext, das Sozialgefüge, das Alter oder die Hierarchien nicht beachtet zu haben.

Tab. 5: Merkmale direkter und indirekter Kommunikation
Quelle: Loch & Schiffmann, 2009: S. 3 (online: 2.6.2017)

Es gibt manchmal erhebliche Unterschiede im Kommunikationsstil zwischen individuellen und kollektivistischen Kulturen, als Beispiel hier zwischen Deutschen und Chinesen:

Tabelle 1: Unterschiede im Kommunikationsstil zwischen Deutschen und Chinesen		
	Deutschland	**China**
Basis	Individualismus: man ist seinem Gewissen verpflichtet (Schuldkultur)	Kollektivismus: man ist seinem Gesicht verpflichtet (Schamkultur)
Mittelpunkt	Sache (Arbeitsauftrag/Projekt, Produkt, Technik, Preis, Problem, etc.)	Personen (Kunde/Lieferant, Partner, Mitarbeiter, etc.) und ihre Beziehungen
Gesprächsziel	Sache „herüberbringen" oder erklären, Problem lösen, zu Leistung anspornen. Konflikte offen austragen.	Beziehung (Vertrauen und Wohlwollen) aufbauen, stabilisieren und vertiefen, Harmonie/Gesicht wahren. Konflikte diplomatisch bereinigen.
Sprache	direkt, offen, sachbezogen (gilt in China oft als kühl, hart und wenig humorvoll)	indirekt, stark ritualisiert, personenbezogen (Höflichkeitsfloskeln, Schaffen positiver Assoziationen)
Gestik, Mimik	Vitalität, Individualität; Offenheit und „Echtheit" im Ausdruck: man zeigt seine Gefühle, lacht, gestikuliert. Ausdrucksarmes Verhalten wird als Versteckspiel oder Hemmung interpretiert.	sparsame Gestik und Mimik, hohes Maß an Selbstkontrolle/ Selbstbeherrschung: man äußert Gefühle nicht spontan, sondern kontrolliert sie. Ausdrucksstarkes Verhalten wird als unreif oder Aggression interpretiert.
Blickkontakt	direkter Blickkontakt: Blickkontakt schafft Vertrauen.	kein direkter Blickkontakt: Blickkontakt schafft Unsicherheit.
Tonfall und Lautstärke	Vortragender: Betonung wichtiger Dinge stärkt die Überzeugungskraft und verleiht Autorität Zuhörer: geben offenes Feedback.	Vortragender: wenig oder nur in ritualisierter Form modulierte Sprache; Wohlklang spielt eine große Rolle. Zuhörer: schweigen respektvoll.
Gesprächsregulierung	rasche Wortwechsel	längere Pausen im Gespräch
Kommunikationsstil	expressiv, dynamisch-zupackend	zurückhaltend, abwartend

Tab. 6: Kommunikationsstile von Deutschen und Chinesen im Vergleich
Quelle: Böhm, 2009

Die Dimension »**Machtdistanz**« erfasst Hierarchieunterschiede in der Gesellschaft und die Einstellung der Gesellschaftsmitglieder zu der Machtverteilung. Länder, in denen Machtdistanz entschieden abgelehnt wird, sind Dänemark, Israel, Neuseeland und Österreich. Zu den Ländern, in denen Machtdistanz vorbehaltlos akzeptiert wird, gehören Guatemala, Malaysia, Panama und die Philippinen.

Machtdistanz wird abgelehnt	Machtdistanz wird akzeptiert
Kinder dürfen ihren Willen zeigen	Kinder sollen gehorchen
Eltern sind Partner	Eltern sind Respektspersonen
Eigeninitiative ist erwünscht	Ordnung ist erwünscht
Untergebene erwarten, konsultiert zu werden	Untergebene erwarten Anweisungen und Vorschriften

Tab. 7: Akzeptanz von Machtdistanz
Quelle: Müller & Gelbrich, 2014: S. 64

Auch in der Begrüßung kann der Respekt gegenüber »Ranghöheren« ausgedrückt werden. So ist die Tiefe der Verbeugung in Japan oder Thailand abhängig vom gesellschaftlichen Rang oder Alter der Beteiligten. Das folgende Beispiel verdeutlicht, wie sich die Dimensionen »Individualismus – Kollektivismus« und »Machtdistanz« auswirken können.[46]

Eine deutsche Familie erklärt sich bereit, Pflegekinder aus Vietnam aufzunehmen, was trotz gründlicher Vorbereitungen zu vielen Problemen im Zusammenleben führt. In Vietnam spielt der Konfuzianismus eine große Rolle und bestimmt auch das Familienleben. Die Rangordnung, die Aufgaben, Rechte und Pflichten der Familienmitglieder sind klar geregelt. Gefühle werden selten gezeigt, eine direkte Bitte wird nicht abgelehnt. Die Kinder erwarten klare Anordnungen, denen sie gehorsam Folge leisten müssen.

Die deutschen Eltern fordern weniger Respekt von ihren Kindern und begründen häufig ihre Anweisungen. Dieses Verhalten wird von den vietnamesischen Kindern als Schwäche ausgelegt, sie fühlen sich orientierungslos, überfordert und reagieren mit Rückzug. »Ein häufiges Alltagsproblem bestand darin, dass die Kinder auf Bitten, Aufforderungen oder Fragen schlicht nicht reagierten, sondern unbewegt oder gar lächelnd durch die Erwachsenen hindurchzusehen schienen. So konnte es beispielsweise geschehen, dass ein Kind auf die Aufforderung, bitte Schuhe anzuziehen, weil man auf die winterliche Straße hinauswollte, auf der Treppe sitzen blieb

---

46   Kumbier & Oske, 2006: S. 110 ff.

und nicht reagierte. Oder sie weigerten sich, irgendwas anderes als Reis zu sich zu nehmen und ließen alle anderen Mahlzeiten wortlos stehen.«[47]

Erst Gespräche mit vietnamesischen Eltern brachten Hilfe. Die deutschen Eltern mussten entgegen ihren eigenen Erziehungsidealen deutlich autoritärer auftreten und Grenzen konsequent durchsetzen. Erst jetzt wurden sie von den Kindern akzeptiert, und ihr Verhalten änderte sich deutlich (ein wichtiger Ansatz für Integrationspolitik in Deutschland!).

Die Dimension »**Unsicherheitsvermeidung**« gibt an, inwieweit sich die Gesellschaftsmitglieder von unbekannten und unstrukturierten Situationen bedroht fühlen und diese meiden. Eine Gesellschaft, die sich stark unsicherheitsvermeidend verhält, neigt zu Intoleranz und Ablehnung gegenüber abweichenden Ideen und Personen. Länder mit einer besonders schwachen Tendenz zur Unsicherheitsvermeidung sind Dänemark, Jamaika und Singapur. Zu den Ländern mit einer besonders starken Tendenz zur Unsicherheitsvermeidung gehören Griechenland, Portugal und Uruguay.[48]

Schwache Tendenz zur Unsicherheitsvermeidung	*Starke Tendenz zur Unsicherheitsvermeidung*
Normabweichendes Verhalten erscheint seltsam, allenfalls lächerlich	Normabweichendes Verhalten erscheint gefährlich
Aggressionen und Emotionen sind zu unterdrücken	Aggressionen und Emotionen dürfen gezeigt werden
Gelassenheit, Bequemlichkeit etc. bestimmen das Lebensgefühl	Ängste, Sorgen, Stress etc. bestimmen das Lebensgefühl
Unstrukturierte Situationen, vage Zielvorgaben und allgemeine Aufgabenstellungen werden akzeptiert	Bedarf an strukturierten Situationen und präzisen Zielvorgaben sowie konkreten Aufgabenstellungen
Abneigung gegenüber Vorschriften, Formalisierung und Standardisierung	Vorschriften, Formalisierung und Standardisierung sind erwünscht

Tab. 8: Ausdrucksformen von Unsicherheitsvermeidung
Quelle: Müller & Gelbrich, 2014: S. 66

---

47 Kumbier & Oske, 2006: S. 118.
48 Müller & Gelbrich, 2014: S. 65/66.

Die Deutschen neigen zur Unsicherheitsvermeidung; sie befürchten oft das Schlimmste und neigen dazu, Regeln zu befolgen. Aber auch Rechtsextremismus kann mit Risikobereitschaft in Zusammenhang gebracht werden: Denn was fremd ist, ist bedrohlich.[49]

Die Kulturdimension »**Maskulinität – Feminität**« basiert auf der Differenzierung der emotionalen Geschlechterrollen. Mit einer Geschlechterrolle sind bestimmte Werte verbunden, die diese Rolle definieren. Ausgeprägt maskuline Gesellschaften sind Japan, Österreich und Venezuela. Ausgeprägt feminine Gesellschaften sind Dänemark, die Niederlande, Norwegen und Schweden.

Maskulinität	*Feminität*
Materieller Erfolg und Fortschritt sind wichtig	Schutz und Sorge für andere sind wichtig
Leistung ist ideal	Wohlfahrt als Ideal
Vorrangstellung des Mannes	Geschlechter ergänzen sich
Konkurrenz	Solidarität
Karriere	Lebensqualität
Bestes Ergebnis als Maßstab	Durchschnitt als Maßstab
Analytisches Denken	Intuitives Denken
Selbstvermarktung	Understatement
Demonstration von Selbstbewusstsein sozial erwünscht	Demonstration von Selbstbewusstsein wirkt lächerlich

Tab. 9: Maskulinität – Feminität
Quelle: Müller & Gelbrich, 2014: S. 67

In femininen Gesellschaften gibt es eine höhere Chancengleichheit und ökonomische Gerechtigkeit.

Die fünfte Dimension »**Langfristige Orientierung – Kurzfristige Orientierung**« betrachtet die zeitliche Orientierung einer Gesellschaft.[50] Diese Dimension wurde von Hofstede nachträglich eingeführt. Dabei findet

---

49   Müller & Gelbrich, 2014: S. 67.
50   Müller & Gelbrich, 2014: S. 68 f.

man Werte wie »Fleiß«, »Sparsamkeit« und »Ausdauer« insbesondere in konfuzianisch geprägten Gesellschaften. Zu den kurzfristig orientierten Ländern sind Großbritannien, Kanada und die USA zu zählen. Zu den langfristig orientierten Ländern gehören China, Hongkong, Japan und Taiwan.

Kurzfristige Orientierung	Langfristige Orientierung
Wahrheit ist absolut (unabhängig von Zeit, Ort und Gegebenheit)	Wahrheit ist relativ (abhängig von Zeit, Ort und Gegebenheit)
Idealismus, Ungeduld, kurzfristiges Erfolgsstreben	Pragmatismus, Geduld, Fleiß, Durchhaltevermögen, Ausdauer
Eigene Ziele dominieren, keine Fremdbestimmung	Bereitschaft, sich kollektiven Zielen unterzuordnen
Soziale Erwartungen bzw. Verpflichtungen müssen ungeachtet der Kosten erfüllt werden	Soziale Verpflichtungen müssen nur innerhalb bestimmter Grenzen erfüllt werden
Tradition und Stabilität genießen Respekt und Wertschätzung	Tradition wird veränderten Umweltbedingungen angepasst
Zukunftssicherung durch Investition (Verschuldung)	Zukunftssicherung durch Haushalten (Sparen)

Tab. 10: Kurzfristige und langfristige Orientierung
Quelle: Müller & Gelbrich, 2014: S. 69

Interessant ist die Kombination von verschiedenen Dimensionen: »Diese Dimension ist insbesondere im Zusammenspiel mit anderen Dimensionen bedeutend, da sie, zumindest zu einem bestimmten Teil, Extreme glättet bzw. diese Extreme extremiert. So wird zum Beispiel Maskulinität und hohe Unsicherheitsvermeidung als kulturelle Basis für Faschismus gesehen: Sowohl Deutschland als auch Japan und Italien haben genau diese Kombination.«[51]

---

51 http://www.intercultural-network.de/einfuehrung/maskulin_feminin.shtml (online: 22.5.2017).

Die Ergebnisse aus den Studien sind in Bezug auf mindestens zwei Punkte kritisch zu sehen. Erstens wird angenommen, dass die Werte der befragten Personen eines Landes auf die gesamte Gesellschaft übertragen werden können. Zweitens können sich die Einstellungen der Gesellschaft mittlerweile gewandelt haben, weil das verwendete Datenmaterial relativ alt ist.

3.4 Kulturstandards nach A. Thomas

Im Unterschied zu den abstrakten Kulturdimensionen, die kulturübergreifend geltend, hat Thomas Verhaltensweisen ermittelt, die von der Mehrheit der Mitglieder einer Kultur als verbindlich angesehen werden. Zentrale Kulturstandards gelten für alle Situationen, periphere Standards nur für bestimmte Situationen. Das Nichtbeachten dieser Standards kann gesellschaftliche Ablehnung und Sanktionen zur Folge haben.[52]

Wichtige zentrale Standards sind z. B.:

- In China: Gesicht wahren, Hierarchieorientierung, Vertragstreue, Freundlichkeit und Höflichkeit, Gastfreundschaft, Bescheidenheit und Selbstbeherrschung;
- in Deutschland: Sachorientierung, Pflichterfüllung, direkte Kommunikation, Konfliktbereitschaft, selektive Gastfreundschaft;
- in Russland: Kollektivismus, Hierarchieorientierung, Konfliktvermeidung, Gastfreundschaft, indirekte Kommunikation, geringe Verbindlichkeit von Regeln und Strukturen;
- in den USA: Individualismus, Chancengleichheit, Leistungsorientierung, Gelassenheit und Patriotismus.

---

52 Müller & Gelbrich, 2014: S. 78/79.

Auch dieser Ansatz ist hilfreich für das Verständnis anderer Kulturen, jedoch auch nicht ganz unproblematisch. Schließlich kann jedes Verhalten innerhalb einer Kultur nur relativ zu einer anderen Kultur ermittelt werden. So halten Franzosen die Briten für schweigsam, die Briten halten die Schweden für schweigsam und die Schweden die Finnen.[53] Das bedeutet, die Beurteilung eines Verhaltens ist abhängig von der eigenen »kulturellen Brille«.

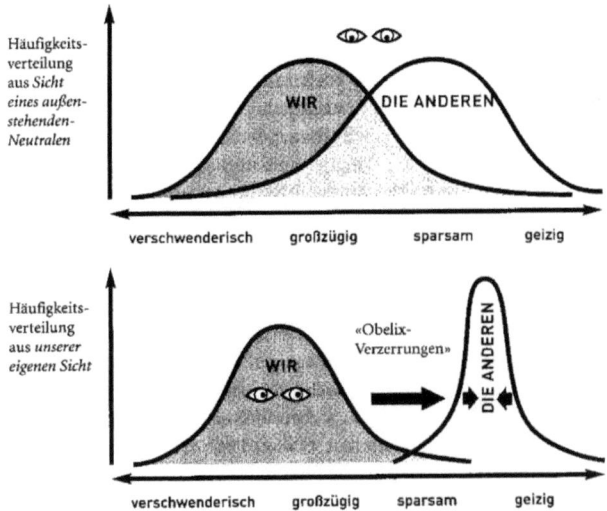

Abb. 3: »Obelix-Verzerrung«; Quelle: Rez et al., 2006: S. 34

Die Kenntnisse der Werte einer Kultur und ihrer Verbindlichkeit werfen die Frage nach der Ursache für die Unterschiede auf. Die Erklärung liegt darin, dass sich im Laufe der Menschheitsgeschichte parallel unterschiedliche Weltbilder entwickelt haben, mit deren Hilfe die Gesellschaftsmitglieder

---

53   Müller & Gelbrich, 2014: S. 94.

die Funktionsweise der Welt erklären und ihre eigene Rolle in der Gesellschaft definieren (Selbstbild).[54]

4. Konflikte und deren Ursachen

Es wurde bereits festgestellt, dass das Arzt-Patienten-Gespräch von zentraler Bedeutung für die erfolgreiche Behandlung eines Patienten ist. Dennoch scheint der Gesprächsverlauf häufig für den Arzt und/oder den Patienten unbefriedigend zu sein, was im Extremfall zu falschen Diagnosen seitens des Arztes führt oder Nichtbefolgen von Anweisungen oder sogar Arztwechsel seitens des Patienten zur Folge hat. Offensichtlich stören bewusste oder unbewusste Konflikte das Gespräch.

Treten solche Gesprächsprobleme bei Patienten mit Migrationshintergrund auf, liegt die Vermutung nahe, dass diese u. a. auf kulturelle Differenzen zurückgeführt werden können. Die Kenntnis über kulturelle Unterschiede (Verhalten, Werte und Einstellungen) kann dem Arzt helfen, seine eigene Einstellung zum Patienten zu überdenken bzw. sein Verhalten zu verstehen und entsprechend bei seinem Gespräch darauf einzugehen.

4.1 Konfliktstile

Wenn unterschiedliche Interessen und Wünsche aufeinandertreffen, entstehen Konflikte. Sie kommen in allen Lebensbereichen vor und werden in den Kulturkreisen unterschiedlich behandelt. In der Konfliktforschung unterscheidet man verschiedene Strategien zur Konfliktbewältigung:[55]

Im **Harmoniemodell** ist es wichtig, die Interessen und Verpflichtungen aller Parteien zu berücksichtigen. Konfliktsituationen werden vermieden

---

54 ebd.: S. 128 ff.
55 Müller & Gelbrich, 2014: S. 14.

und negative Gefühle unterdrückt mit dem Ziel, dass alle Beteiligten das »Gesicht« wahren können. Bei Konflikten erfolgt häufig eine informelle Intervention durch Dritte (z. B. Aserbaidschan, Japan, Iran, Türkei).

Im **Konfrontationsmodell** stehen die jeweiligen Ziele der Konfliktparteien im Vordergrund; negative Gefühle werden ausgedrückt. Der Erfolg wird an der Art und dem Ergebnis der Konfliktlösung gemessen. Eine Intervention durch Dritte erfolgt selten (z. B. westliche Industriestaaten).

Die beschriebenen Konfliktstile beziehen sich auf das Verhalten der Beteiligten der gleichen Kultur (**intrakulturelle Konflikte**). Interessant sind Studien, die das Konfliktverhalten bei Personen unterschiedlicher Kulturen untersuchten (**interkulturelle Konflikte**).[56] Hier zeigt sich, dass die Personen, die normalerweise den konfrontativen Stil anwenden, diesen abschwächen und weniger kontrollierend und dominierend agieren. Im umgekehrten Fall wagen Vertreter der kollektivistischen Gesellschaften einen eher konfrontierenden Stil und gehen eher auf Auseinandersetzungen ein. Verhalten, Kommunikation und Konfliktstil sind nur formal voneinander zu trennen. In den Konfliktsituationen treten sie gemeinsam auf.

4.2 Konfliktformen

Intrapersonale und interpersonale Konfliktursachen:
Von **intrapersonalen** Konflikten spricht man, wenn die Person in sich selbst unterschiedliche Wünsche, Bedürfnisse und Ziele empfindet (z. B. die Wünsche der Eltern respektieren und eigene Freiheiten, Wünsche und Vorstellungen ausleben). Auch diese können sich auf das Verhalten eines Menschen auswirken und Konflikte auslösen. Bei **interpersonalen** Konflikten sind zwei oder mehr Personen/Gruppen beteiligt. Die Konfliktursachen können z. B. sein:

---

56 Mattl, 2005: S. 205 ff.

- Zielkonflikte (treten bei konkurrierenden Zielen auf: z. B. hohe Rendite und geringes Risiko bei Geldanlagen; Kosten sparen und im Wettbewerb mit anderen die Qualität verbessern);
- Rollenkonflikte: z. B. eine Frau versucht, Beruf und Familie miteinander zu verbinden;
- Prozedurenkonflikte (nicht das Ziel, sondern die Vorgehensweise zur Zielerreichung wird diskutiert);
- Beziehungskonflikte (darunter fallen Sympathien und Antipathien, aber auch personifizierte Sach-, Rollen und Prozedurenkonflikte).

Ein Beispiel für sowohl kulturelle als auch personelle Konfliktursachen ist ein Gespräch zwischen einer russischen und einer deutschen Studentin, die sich über die Grobplanung ihrer bevorstehenden Diplomarbeit unterhalten.[57]

Bei Rückfragen der deutschen Studentin über Details und eventuelle Probleme bei der Durchführung wird sie von ihrer russischen Kommilitonin stets darauf hingewiesen, dass es sich um eine Grobplanung handle. Beide empfinden nach dem Gespräch eine Missstimmung. Die Deutsche ist irritiert über den Planungsstand und das abweisende Verhalten der Russin, und diese ist verstimmt über die Detailfragen, die nach ihrer Meinung zu diesem Zeitpunkt noch keine Rolle spielen. Bei einem anschließenden Gespräch scheinen kulturelle Unterschiede für diese Missstimmung verantwortlich zu sein. Die Russen planen weniger detailliert und bearbeiten Probleme, wenn sie auftauchen. Die Deutschen versuchen hingegen alle möglichen Probleme bereits in ihre Planung mit aufzunehmen, um Risiken zu minimieren. Die Gründe können jedoch auch in der Kommunikation selbst liegen. Die Deutsche fragt nach Details, um ihr Interesse zu zeigen; dies wird jedoch falsch verstanden (»Ich bin der Experte und du hast keine Ahnung!«). Das Ziel, die Diplomarbeit, ist das gleiche, aber es gibt Unterschiede in der Vorgehensweise. Zudem empfindet die Russin die Fragen

---

57 Wiechelmann, 2006: S. 323 ff.

als Abwertung ihrer eigenen Leistung. Auch dieser Ansatz stößt auf seine Grenzen, wenn man die Lebensumstände der Person nur ungenügend kennt, wie im folgenden Kapitel gezeigt wird.

Strukturelle Ursachen für Konflikte:
Unter strukturellen Bedingungen werden hier die gesellschaftlichen und räumlichen Gegebenheiten verstanden, unter denen Menschen leben. Die soziale Situation (Wohnort, Einkommen, Ausbildung, Familie, politische Lage, sozialer Status und Ähnliches) kann einen wesentlichen Einfluss auf das Verhalten und die persönlichen Einstellungen haben. Wenn ein Mitarbeiter häufig zu spät zur Arbeit kommt, kann das mit seiner kulturellen Grundhaltung zu tun haben (polychrones Zeitverständnis), an der persönlichen Einstellung zur Pünktlichkeit liegen oder auch strukturelle Ursachen haben. Im letzten Fall kann es sein, dass der Mitarbeiter sehr weit vom Arbeitsplatz entfernt wohnt und sich kein Auto leisten kann. Je nachdem, wie die öffentlichen Verkehrsmittel zur Verfügung stehen bzw. ob und wie pünktlich sie sind, kann es trotz guten Willens zu Verspätungen kommen. Auch die Deutsche Bahn wurde wegen der Unpünktlichkeit bereits oft kritisiert! Qualitätsmängel bei der Arbeit können ihre Ursache in der persönlichen Einstellung des Mitarbeiters haben, in seinen persönlichen Fähigkeiten oder auch in den zu engen Zeitvorgaben für die Erledigung der Arbeit.

4.3 Erkenntnisse aus den obigen Ausführungen

Die Kenntnisse über die nicht sichtbaren Anteile einer Kultur und das Wissen über die Unterschiede zwischen den Kulturen sind nur ein erster Schritt, um Kommunikationsprobleme zu erkennen und mit etwas Geschick zu verhindern. Das Wissen über kulturelle Differenzen bringt jedoch eine neue Gefahr mit sich, die ebenfalls zu einem Problem werden kann. Die »kulturelle Brille« verhindert unter Umständen den Blick auf Probleme, die mit der Kultur gar nichts zu tun haben. Es können sogar Vorurteile aufgebaut werden, die man nicht mehr hinterfragt, weil man sich informiert fühlt. Das folgende Beispiel aus der Schule macht dies deutlich:

Häufig wird berichtet, dass Lehrerinnen von männlichen muslimischen Jugendlichen nicht respektiert werden. Erklärt wird dieses Verhalten mit dem traditionellen Frauenbild, in dem die Frau eine untergeordnete Rolle spielt. Diese Stellung der Frau bezieht sich oft auf die Familie! Auch in den meisten islamischen Staaten sind viele Lehrkräfte weiblich, ohne dass dort solche Autoritätsprobleme auftreten, denn die Klasse stellt eine andere Gruppe dar, in der andere Regeln gelten. Lehrerinnen können durch ihr Verhalten wesentlich dazu beitragen, diesen Respekt zu erhalten.[58]

Konflikte wahrnehmen und lösen!
Wie oben gezeigt wurde, kann es eine Vielzahl von Gründen geben, warum es im Zusammenleben in einer Gesellschaft zu Konflikten kommt, wobei kulturelle Unterschiede nur eine mögliche Ursache sind. Wichtig in diesem Zusammenhang ist es, einen Konflikt überhaupt wahrzunehmen, seine Ursachen zu erkennen und zu bewältigen. Konflikte kann man an verschiedenen Signalen erkennen, d. h. an bestimmten Verhaltensweisen, die Personen in einem Konflikt annehmen können. Dazu zählen z. B. Widerspruch, Vorwürfe, Beleidigungen, Schweigen, ins Lächerliche ziehen, Desinteresse, Müdigkeit und Krankheit. Konflikte belasten das Zusammenleben und die Kommunikation und neigen zur Eskalation. Die eigentliche Ursache zu ermitteln, ist gar nicht so einfach, da nicht nur Fakten eine Rolle spielen, sondern auch Emotionen.

Hier kann es hilfreich sein, einen Außenstehenden hinzuzuziehen, der den Fall objektiver betrachten kann. Nicht umsonst gibt es viele Beratungsstellen, die sich auf bestimmte Themen spezialisiert haben. Kommunikation kann ein Mittel sein, um Konflikte zu lösen. Es ist aber auch möglich, durch Kommunikation den Konflikt gewollt oder ungewollt auszulösen

---

58 Eddaoudi, 2015 (online: 22.5.2017).

(z. B. durch bewusste Beleidigung, ungewollt falsche Wortwahl oder Übersetzungsfehler). Die Kenntnisse über kulturelle Unterschiede können somit je nach Intention des Sprechers positiv oder negativ genutzt werden. Sie können aber auch einfach eine Basis sein, um in einem Gespräch zu klären, ob ein Konflikt kulturell bedingt ist oder andere Ursachen hat.

Interkulturelle Kompetenz ist in der Zusammenarbeit mit verschiedenen Kulturen sehr wichtig, um Kommunikation zu erleichtern, Konflikte zu vermeiden oder wenigstens zu mildern. Dazu sind neben Kenntnissen der Landeskultur und ggf. der Sprache auch Kenntnisse über die eigenen Werte und Einstellungen sowie die Bereitschaft, Differenzierung zu akzeptieren, nötig.

Es wird eine Vielzahl von Trainings zur interkulturellen Kompetenz angeboten, die helfen sollen, die Zugänge der MMH zum deutschen Gesundheitssystem zu erleichtern und die Behandlungsqualität zu verbessern. Es gibt jedoch nur wenige Studien, die die Wirksamkeit eines solchen Trainings untersuchen.[59] Dennoch konnte nachgewiesen werden, dass sich dadurch nicht nur das Wissen, sondern auch die interkulturellen Fähigkeiten und Einstellungen bei den Professionellen verbessern. Ebenso konnte nachgewiesen werden, dass sich die Patientenzufriedenheit erhöht. Dagegen gibt es nur schwache Nachweise, dass die Versorgungsleistungen stärker in Anspruch genommen werden oder die Behandlungsqualität sich verbessert hat.

---

59 Mösko, 2014.

III. Migration und Gesundheit

> *Zusammenfassung Buchteil III*
> *Im dritten Buchteil wird der aktuelle Forschungsstand zum Zusammenhang von Migration und Gesundheit rezipiert und im Kontext der Buchteile I und II weiterführend diskutiert. Hierbei geht es vor allem um den Gesundheitszustand der MMH, Prävention, diverse Krankheitsbilder und um Erklärungsmodelle für diesen Gesundheitszustand. Durch die Analyse von konkreten Zielgruppen (Spätaussiedler, Familien, Arme) wird das Beziehungsgefüge von Migration und Gesundheit konkret erlebbar. Dazu werden Krankheitsbilder vertieft dargestellt und kategorisiert. Abschließend werden Vorschläge für (kultursensible) ärztliche Behandlung, Pflege, familiäre Unterstützung und Rehabilitation unterbreitet.*

Es gibt zahlreiche Studien, die sich mit dem Thema Gesundheit von Menschen mit Migrationshintergrund beschäftigen. Generell kann man hier vier Studientypen unterscheiden:

- Gesundheitsberichterstattung, die sich allgemein mit dem Gesundheitszustand der Bevölkerung beschäftigt und dabei Aussagen zu verschiedenen sozialen Gruppen macht (z. B. Gesundheitsberichterstattung des Bundes)[60];
- Studien zu Gesundheitsrisiken bestimmter ethnischer Gruppen;
- Studien, die für eine bestimmte Erkrankung die Häufigkeit und Ausprägung in verschiedenen ethnischen Gruppen untersuchen;
- Die Versorgungsforschung beschäftigt sich nicht nur mit der Wirksamkeit von Therapien. Sie sucht gezielt nach Defiziten im Gesundheitswesen und macht Vorschläge, um die medizinische Versorgung der Patienten insgesamt und der MMH im Speziellen zu verbessern.

---

60 Robert-Koch-Institut (Hrsg.), 2008 (online: 2.6.2017).

Die Ergebnisse der Studien werden von zahlreichen Faktoren beeinflusst, so dass sie unterschiedlich ausfallen können und deshalb nicht immer eindeutige Aussagen zulassen. Insbesondere die Festlegung der Untersuchungsgruppe und die Art der Datenerfassung sind von großer Bedeutung.

Bei den MMH handelt es sich um eine sehr heterogene Gruppe. Wenn man z. B. iranischstämmige Patienten untersuchen möchte, muss man entscheiden, ob hier die Nationalität oder die Abstammung berücksichtigt wird und ob man die Ergebnisse mit den Patienten ohne Migrationshintergrund oder mit Nichtmigranten aus diesen Ländern vergleicht.

Bestimmte Personenkreise werden gar nicht (»illegalisierte Zuwanderer«) oder nur teilweise erfasst, da Zugangsbarrieren und Aufenthaltsstatus die Nutzung des deutschen Gesundheitssystems erschweren.

Im Folgenden werden einige Erkenntnisse aus den verschiedenen Studientypen vorgestellt. Es wird dabei auch auf die spezielle Problematik der Zugangsbarrieren eingegangen. Zur Erklärung der Studienergebnisse gibt es verschiedene Ansätze, die zeigen, wie vielfältig die Einflussfaktoren auf den Gesundheitszustand sind und wie sie die Interpretation erschweren können.

Zunächst werden in diesem Abschnitt exemplarisch einige Studienergebnisse vorgestellt und es wird auf die Problematik der interkulturellen Psychosomatik gesondert eingegangen. Für den Gesundheitszustand gibt es eine Reihe von Erklärungsfaktoren, die sich auch gegenseitig beeinflussen. Hier spielen die Themen Bildung und Zugangsbarrieren zum Gesundheitswesen eine besondere Rolle. Die erste Anlaufstelle bei gesundheitlichen Problemen ist der Hausarzt. Sein Verhalten trägt wesentlich zum Therapieerfolg bei. In diesem Zusammenhang spielt die Aufklärung und Informationsvermittlung durch den Hausarzt – insbesondere bei der Anamnese – die entscheidende Rolle. So gesehen sind die Hausärzte die zentrale Säule der medizinischen Versorgung. Denn diese Instanz wird stark respektiert und gewürdigt. Diese Ressourcen können bei der Arzt-Patienten-Beziehung die Compliance verbessern und die Komplikationen u. a. aufgrund sprachlicher Barrieren oder bei religiösen Menschen, wie

z. B. beim Fasten, reduzieren. Je nach kulturellem Hintergrund bei MMH existieren ein unterschiedliches Krankheits- bzw. Gesundheitsverständnis, andere Erwartungen an den Arzt und auch andere Betreuungsbedürfnisse. Kultursensible Konzepte, wie z. B. das gemeinsame Kochen, und ähnliche Aktivitäten, wie regelmäßige Bewegung, können die Aufklärung und die Umsetzung der präventiven Maßnahmen erleichtern. Auch bei der Pflege und Rehabilitation ist ein kultursensibles Verständnis für die MMH erforderlich, da hier besondere Anforderungen an das Pflegepersonal gestellt werden.

1. Der Gesundheitszustand von Menschen mit Migrationshintergrund (MMH)

Migration ist per se kein Grund, um krank zu werden, birgt aber für manche Migranten laut WHO insgesamt ein erhöhtes Risiko, an bestimmten Erkrankungen zu leiden, etwa an Depressionen (z. B. bei Marokkanern und Türken). Invalidität und Berentung treten rund zehn Jahre früher auf.[61] Es wird berichtet, dass das Auftreten von Schizophrenie-Erkrankungen bei marokkanischen Männern in Holland im Vergleich zu den einheimischen deutlich erhöht sei (zwischen zwei Welten hin- und hergerissen zu sein). Aus bestehenden Erfahrungen wissen wir, dass z. B. die Gefahr, an Schizophrenie zu erkranken, umso niedriger ist, je enger diese Bevölkerungsgruppen gemeinsam an einem Ort wohnen. Wahrscheinlich wirkt das soziale Netzwerk dabei präventiv. Bei den türkischen Patienten sind insgesamt die Infektionskrankheiten, Störungen im Magen-Darm-Bereich, Erkrankungen der Stütz- und Bewegungsapparate und das Auftreten von manchen chronischen Erkrankungen wie Diabetes mellitus im Vergleich zur einheimischen Bevölkerung um das Zweifache erhöht. Es gibt eine Reihe von Untersuchungen über den Gesundheitszustand von Menschen

---

61 Robert-Koch-Institut, 2015 (online: 5.6.2017).

mit Migrationshintergrund in Deutschland, von denen viele darauf hinweisen, dass MMH einen besseren Gesundheitszustand und eine niedrigere Sterblichkeit aufweisen.[62]

Für diese Aussagen gibt es mindestens zwei Erklärungen:
(1) Insbesondere junge und gesunde Menschen sind in der Lage, den Migrationsprozess zu meistern (»Healthy migrant effect«).
(2) Ältere und kranke Migranten kehren teilweise in ihre Heimat zurück, was sich auf die demographische Zusammensetzung auswirkt. Sie werden in Studien über die gesamte Gruppe nicht mehr erfasst; die Ergebnisse werden damit »verfälscht«.

Auch wenn keine generelle Aussage über den Gesundheitszustand von MMH gemacht werden kann, so lassen sich jedoch für bestimmte Gruppen und Erkrankungen signifikante Unterschiede feststellen.

1.1 Prävention

MMH nehmen insgesamt weniger an Präventionsmaßnahmen, z. B. Schwangerschafts-Vorsorgeuntersuchungen, Früherkennungsuntersuchungen, Impfungen, Zahnuntersuchungen etc., teil. Dies kann zum einen daran liegen, dass die Gesundheitsvorsorge, insbesondere in den ersten Jahren des Integrationsprozesses, zunächst eine untergeordnete Rolle spielt. Auf der anderen Seite ist in vielen Herkunftsländern Prävention von geringerer Bedeutung. Die Menschen aus diesen Ländern sind es nicht gewohnt, entsprechende Maßnahmen in Anspruch zu nehmen. Zugangsbarrieren zu den Präventionsmaßnahmen liegen in der Unkenntnis der Möglichkeiten und des Sinns von bekannten Maßnahmen.[63]

---

62 Knipper & Bilgin, 2009: S. 34 ff.
63 Die Beauftragte der Bundesregierung für Migration, Flüchtlinge und Integration (Hrsg.), 2015: S. 19 (online: 4.6.2017).

Bei Asylbewerbern gibt es im Rahmen der Prävention eine besondere Zugangsbarriere: Die zuständigen Kostenträger übernehmen die Kosten nur bei akuten Erkrankungen, jedoch nicht bei Präventionsmaßnahmen. Aufgrund der aktuellen Zuwanderungsereignisse wird sich das Gesundheitssystem auch hier strukturell verändern und anpassen müssen.

1.2 Kindergesundheit

Kinder mit Migrationshintergrund weisen bei somatischen Erkrankungen wie z. B. Bronchitis, Asthma und Allergien einen besseren Gesundheitszustand auf, aber einen schlechteren bei Anämien, Tuberkulose und Übergewicht.

Auffällig ist jedoch das Ergebnis im Bereich psychosomatischer Beschwerden. Diese äußern sich z. B. in Angstzuständen, Depressionen, Verhaltensproblemen und Essstörungen. Auch hier gibt es mehrere Einflussfaktoren, die eine solche Erkrankung fördern, z. B. geringer sozialer Status, Ablehnung und Ausgrenzung. Es gibt aber auch mildernde Faktoren, etwa der stärkere familiäre Zusammenhalt.[64]

Interessant sind die Ergebnisse bei Kindern und Jugendlichen mit Allergien: Hier zeigen sich bei den Kindern ohne Migrationshintergrund deutlich höhere Werte als bei den MMH.

---

64 Knipper & Bilgin, 2009: S. 36 ff.

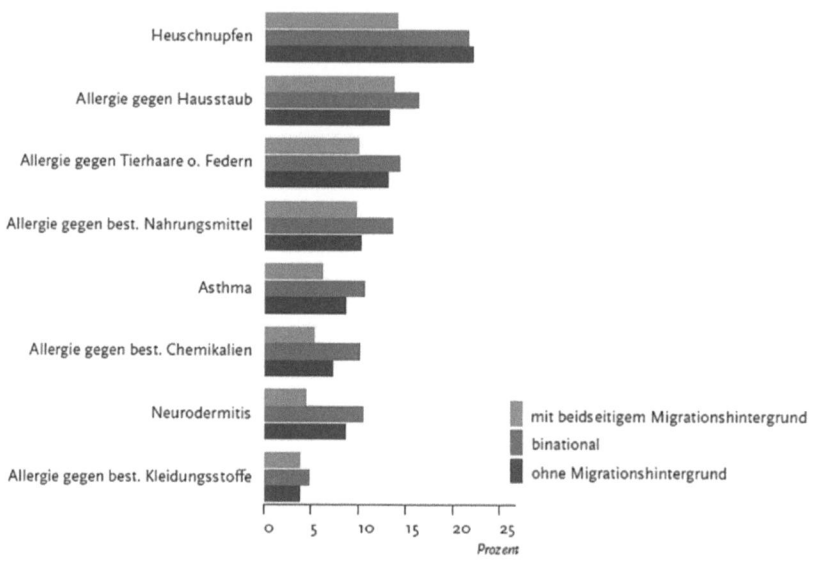

Abb. 4: *Auftreten ausgewählter Krankheiten bei Kindern mit und ohne Migrationshintergrund; Quelle: Robert-Koch-Institut (Hrsg.), 2008: S. 78*

Es gibt auch Untersuchungen zum Auftreten von Allergien in den unterschiedlichen sozialen Gruppen.[65] Der Anteil der Kinder mit Allergien ist in Familien mit niedrigem sozialem Status geringer. Dies bestätigt einmal mehr, dass eine übertriebene Hygiene das Risiko, an Allergien zu erkranken, erhöht.

Die Ursachen für das Auftreten von Allergien sind noch nicht vollständig geklärt. Neben der Veranlagung können auch die Lebensbedingungen, unter denen die Kinder aufwachsen, zu den Auslösern gehören. Insgesamt scheinen Allergien zuzunehmen, wenn der Kontakt mit Krankheitserregern abnimmt. Je größer die Familien sind und je enger sie zusammenleben, desto eher sind Kinder Krankheitserregern ausgesetzt und umso besser sind sie gegen Allergien geschützt. Die Unterschiede können auch teilweise lediglich eine Folge von methodischen Problemen bei der Datenerhebung

---

65   Robert-Koch-Institut (Hrsg.), 2007: S. 10 (online: 4.6.17).

sein. Allergiesymptome werden aufgrund eines anderen Krankheitsverständnisses häufig nicht wahrgenommen. Hier haben wir ein gutes Beispiel dafür, wie schwierig es ist, Ergebnisse zu interpretieren.

1.3 Somatische Erkrankungen, Drogenmissbrauch und Suizid

Die zahlenmäßig größten Migrantengruppen sind die türkischstämmigen MMH und die Aussiedler aus der ehemaligen Sowjetunion. In der türkischstämmigen Bevölkerung zeigt sich im Vergleich zu Menschen ohne Migrationshintergrund eine höhere Morbidität bei Herz-Kreislauf-Erkrankungen, Diabetes mellitus und Virushepatitis.

Sowohl die Herzerkrankungen als auch Diabetes mellitus können ihre Ursachen in der Ernährungsweise wie cholesterinreicherer Kost und in geringerer körperlicher Aktivität haben. Virushepatitis kann ernsthafte Folgen wie Leberzirrhose und Magenkrebs mit sich bringen und ist in der Türkei weit verbreitet. Dies schlägt sich auch auf die Zahlen der Zuwanderer aus der Türkei nieder.

Aussiedler aus der Sowjetunion zeigen eine geringere Sterblichkeit insbesondere bei Krebs- und Herz-Kreislauf-Erkrankungen, obwohl auch sie aufgrund ihrer Ernährungsweise zu einem höheren Cholesterinspiegel und Übergewicht neigen. Abschließende Erklärungen dazu fehlen noch. Auffällig sind die hohen Zahlen an Suiziden und Todesfällen durch Drogenmissbrauch.[66] Dabei ist der Alkohol- und Drogenkonsum nicht generell erhöht. Man konnte jedoch feststellen, dass Jugendliche, die hier geboren und aufgewachsen sind, stärker betroffen sind. Hier gibt es Hinweise, dass sowohl kulturelle als auch sozioökonomische Faktoren eine Rolle spielen.

Eine Untersuchung der Suizidsterblichkeit unter Türken in Deutschland hat ergeben, dass die Suizidrate insgesamt niedriger ist als bei der

---

66 Knipper & Bilgin, 2009: S. 41 ff.

deutschen Bevölkerung, allerdings genauso hoch wie im Herkunftsland.[67] Gründe dafür können im religiösen Hintergrund (Verbot von Suiziden) und im größeren familiären Zusammenhalt liegen. Nach Altersgruppen aufgeschlüsselt ist die Gruppe der jungen Türkinnen besonders betroffen, auch im Vergleich zur deutschen Vergleichsgruppe. Es gibt Vermutungen, dass dies mit dem Familienstand und dem Migrationsstatus bzw. auch mit arrangierten Heiraten von jungen Mädchen während der Ferien in den Herkunftsländern zusammenhängt.

1.4 Infektionskrankheiten

Signifikante Unterschiede zwischen deutschen und ausländischen Patienten können auch bei Infektionskrankheiten wie Tuberkulose (Tbc), HIV/AIDS und Helicobacter pylori festgestellt werden.[68] Aufgrund der Meldepflicht für Tuberkuloseerkrankungen ist die Datenlage recht gut. 2006 waren 33,8 % der Tuberkulosepatienten Ausländer – ihr Bevölkerungsanteil betrug jedoch nur 8,9 %. Dabei stellten die Türkei (6,7 %), die Russische Föderation (4 %) und Serbien (2,5 %) die größten Gruppen dar.

Es konnten auch deutliche Unterschiede in der Altersverteilung der Erkrankung festgestellt werden. So lag das Durchschnittsalter der deutschen Patienten bei 56 Jahren, das Durchschnittsalter der Ausländer jedoch bei 34 Jahren. Bei HIV/AIDS gibt es eine freiwillige Meldepflicht der Ärzte. 2006 wurde aufgrund der Meldungen die Gesamtzahl der AIDS-Fälle auf 32.500 geschätzt. Der Anteil der Ausländer an den zwischen 2001 und 2006 gemeldeten Fällen betrug 26,1 %. Seit 1987 besteht auch eine HIV-Labormeldepflicht, bei der anonymisierte Daten an das Robert-Koch-Institut gemeldet werden. Dabei wurden auch Daten über das Herkunftsland und das vermutete Infektionsland erhoben. Zwischen 2001 und 2006 waren

---

67 Razum & Zeep, 2004: S. 1096.
68 Robert-Koch-Institut, 2008: S. 38 ff.

34,1 % der HIV-Neuinfizierten ausländischer Herkunft. Bei diesen Zahlen ist zu berücksichtigen, dass MMH möglicherweise nicht im gleichen Maße Zugang zu HIV-Tests haben bzw. davon Gebrauch machen.

1.5 Psychische Gesundheit bei Spätaussiedlern in Deutschland

Beispiele für Komplikationen beim Integrationsprozess
Der Verlust von Heimat, Freunden und Angehörigen stellt insbesondere Jugendliche, die zur Ausreise nicht gefragt werden, gerade in Zeiten ihrer Pubertät vor große Herausforderungen. Eltern stellen in der neuen Heimat oft wegen eigener Ängste und Sorgen um Kontrollverlust und eigene Überforderung hohe Erwartungen an ihre Kinder, sie flüchten in Krankheiten und neigen zu Suchtverhalten. Zu den Bewältigungsstrategien bei sozialen Problemen gehörte in der UdSSR hartes Arbeiten. Es war ein besonderes Zeichen der Tapferkeit, wenn entsprechend jemand ein ganzes Leben in einem Betrieb gearbeitet hatte. Deshalb werden Umschulungen für andere und neue Berufszweige oft auch als Belastung empfunden. Geselligkeit in Form von Essen, Trinken, Musizieren und Singen, Spielen und Feiern ist ein wichtiger Bestandteil der russischen Kultur. In der neuen Heimat Deutschland sind aber bei solchen Anlässen die Probleme der Integration das beherrschende Thema. Insofern spielt hier für diese Menschen Glaube, Hoffnung, Familie und das soziale Netzwerk eine wichtige Rolle im Alltag. Die Integration ist keine Einbahnstraße. Sie ist mitunter eine individuelle kulturelle Leistung mit Neugier und Interesse füreinander. Die gegenseitigen Vorurteile erschweren eine gewinnbringende Kommunikation, mit der Folge von Parallelgesellschaften.[69]

Hier gilt es auf allen Ebenen an vorhandene Ressourcen anzuknüpfen (in Form von Erfahrungen im Hinblick auf den professionellen Umgang

---

69 Cabanski, 2010: S. 21 ff.

mit schwierigen Umständen im Leben, Geduld, Familienleben). Dies ist auch eine gute Grundlage für Motivation. Dieses Thema darf nicht nur aus pathologischer Sicht thematisiert werden. Es sollte nicht der Eindruck entstehen, dass die bisherige Biographie ein Misserfolg gewesen sei. Ansonsten besteht die Gefahr, dass Alkohol, Sucht und Medikamente als Erleichterung und als Kompensation gewählt werden. Dabei nehmen die Patienten oft auch aufgrund der eigenen Sozialisation eine passive Rolle ein und haben die Erwartung, »die anderen werden es wissen können und müssen, warum es mir schlecht geht«. Hier in Deutschland liegt auch auf Grund der eigenen Geschichte das Problem, dass die MMH öfter als Opfer behandelt werden und ihnen eine falsche Toleranz entgegengebracht wird.

1.6 Erklärungsmodelle zum Gesundheitszustand von MMH

Migranten sind aus unterschiedlichen Gründen (wie Arbeit, Verfolgung, Familienzusammenführung und Vertreibung) nach Deutschland gekommen. Sie haben ihre Heimat mehr oder weniger freiwillig verlassen, um in einem anderen Land und einer oft unbekannten Sprache und Kultur für eine bestimmte Zeit oder auf Dauer zu leben. Viele haben hier Familien gegründet; ihre Kinder oder sogar schon Enkel sind hier geboren und aufgewachsen. Die Gruppe der MMH ist somit aufgrund der kulturell-religiösen und familiären Hintergründe sehr heterogen, was Untersuchungen von Zusammenhängen zwischen Migration und Gesundheit erschwert. Zusätzlich muss berücksichtigt werden, dass die spezifischen Einflussfaktoren durch generelle Faktoren wie Alter, Geschlecht, Bildung und sozialer Status überlagert werden. Auch zwischen den Faktoren sind Beziehungen vorhanden, wie z. B. zwischen Bildung und sozialem Status oder der Rolle innerhalb der Familie und der (Aus-)Bildung.

Die ethnische Herkunft der MMH hat nicht nur Einfluss auf ihre wirtschaftliche und gesellschaftliche Stellung in der Gesellschaft und damit auch auf ihre Gesundheit, sondern bestimmt auch die Vorstellungen, was Krankheit bzw. Gesundheit ist, und die Erwartungen an das Gesundheitssystem. Migrationsspezifische Einflussfaktoren kann man aus verschiedenen Perspektiven betrachten. Man kann den Migrationsprozess in den Vordergrund stellen und versuchen, die einzelnen Migrationsphasen und ihre Bedeutung für die Gesundheit zu ermitteln (1). Oder man betrachtet die unterschiedlichen sozialen Gruppen, die von den MMH gebildet werden, wobei die ethnische Herkunft, ihre Situation in der neuen Heimat und ihre individuellen Merkmale und Fähigkeiten im Zentrum stehen (2). Die »Lifecourse Epidemiology« ist ein umfassender Erklärungsansatz, der auch das Gesundheitsverhalten von MMH mitberücksichtigt (3).

Migrationsphasen:
Es lassen sich mehrere Migrationsphasen unterscheiden, die jede für sich genommen Einfluss auf die körperliche und seelische Gesundheit haben können:[70]

Phasen	*Einflussfaktoren*	*Konsequenzen*
Vorbereitungsphase	Interesse, Angst	Sorgen
Migrationsakt	Hunger, Tod, Trauma usw.	Schlafstörungen
Erste Begegnung mit dem Aufnahmeland	Kulturschock	Verunsicherungen
Kritische Integration	Diskriminierung	Opferrolle
Traditionsübergreifende Anpassungsphase	Identitätssuche	Somatische Beschwerden

Tab. 11: Migrationsphasen und ihre Bedeutung für die Gesundheit der MMH, leicht modifiziert; Quelle: Machleidt, 2009

Die Vorbereitungsphase ist je nach Migrationsgrund geprägt von Interesse oder auch Angst. Von Verwandten und Freunden muss Abschied

---
70 Machleidt, 2009 (online: 4.6.2017).

genommen werden, aber die Hoffnung auf Sicherheit oder auch Wohlstand erleichtert den Entschluss. Der Migrationsakt selbst ist insbesondere eine körperliche Herausforderung und unter Umständen mit vielen Gefahren verbunden. Trennung oder Tod von Familienangehörigen, Gewalt und Hunger können ein Trauma auslösen, das noch viele Jahre später Einfluss auf die seelische Gesundheit haben kann. Bei der Ankunft ist die Erleichterung erst einmal groß. Doch bald kommen neue Ängste auf. Alles ist fremd, man muss sich zurechtfinden und fühlt sich überfordert. Der Verlust von Heimat und Familie löst große Trauer aus. In dieser Phase müssen Migranten ihr berufliches und familiäres Leben in der Gesellschaft einrichten. Je nach ihren persönlichen Einstellungen und den sozialen Strukturen gelingt ihnen das mehr oder weniger gut. Ist der Migrant nicht in der Lage oder bereit, sich an die neuen Gegebenheiten anzupassen, grenzt er sich aus. Es kommt zur Bildung von Ghettos und Parallelwelten. Aufgabe der Politik kann es nicht sein, Unterschiede der Kulturen aufrechtzuerhalten und zu fördern, sondern Gemeinsamkeiten zu betonen. Prinzipiell passt sich auch die aufnehmende Gesellschaft graduell an, so dass Unterschiede mit der Zeit weniger bedeutsam werden können. Nach der Integrationsphase folgt der generationsübergreifende Anpassungsprozess. Mitgebrachte Vorstellungen und Traditionen werden mehr oder weniger an die nächste Generation weitergegeben, was für die Kinder der Migranten eine spezielle Herausforderung darstellt.

Mitgebrachte und vorgefundene Einflussfaktoren[71]
Mitgebrachte Einflussfaktoren sind kulturelle und genetische Vorgaben, während im Zielland auch neue Einflüsse wie die rechtliche Lage, das Gesundheitssystem, Familienstand, vorhandene Ressourcen und die Motivationslage am Integrationsprozess mitwirken.
Da in der Regel gesunde Menschen sich zutrauen zu migrieren und das Gesundheitssystem gerade hier in Deutschland präventiv gute Leistungen

---

71 Kohls, 2011: S. 102 (online: 4.6.2017).

erbringt, wirkt das ganze System sich insgesamt auch günstig auf den Gesundheitszustand der Migrierten aus.

Riemann-Thomann-Modell
Man kann sich der Problematik der »Fremdheit« und »Entwurzelung« auch aus einer anderen Perspektive annehmen. Das Riemann-Thomann-Modell arbeitet mit zwei Dimensionen (Nähe – Distanz und Dauer – Wechsel), die als Kreuz dargestellt werden. Innerhalb dieses Kreuzes lassen sich Stereotypen von Kulturen einordnen. Im Folgenden ein Beispiel:[72]

»Typisch« für einen Deutschen ist sein Verlangen nach Sicherheit. Er plant voraus, hält sich an Regeln und Abmachungen (Dauer). Er ist direkt und sachorientiert und eher beherrscht und distanziert (Distanz). Italiener werden als geselliger empfunden (Nähe) und nehmen sich auch während der Arbeit Zeit füreinander. Themen werden emotionaler und sprunghafter diskutiert (Wechsel), bestehende Abmachungen hinterfragt.

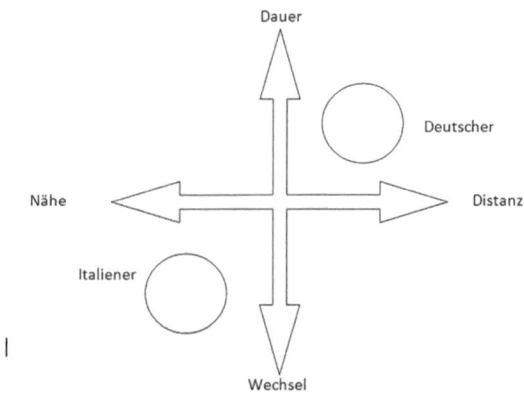

Abb. 5: Dauer-Distanz-Modell; Quelle: nach Hoppe, 2006

---

72 Hoppe, 2006.

Die Zuordnung fällt scheinbar leicht, doch die Eigenheiten treffen nicht auf alle Italiener oder Deutschen im gleichen Maße zu. Innerhalb einer Kultur hat jeder Mensch seine eigene Position in seinem kulturellen Fadenkreuz. So kann ein Deutscher im Vergleich zur Mehrheit sehr herzlich sein und emotional diskutieren, Regeln hinterfragen oder sogar ablehnen. Sein Selbstbild wird dabei von den Rückmeldungen der Mehrheit bestätigt. Versetzt man ihn jedoch in eine andere Umgebung, so kann es zu Problemen kommen, obwohl seine Einstellungen doch scheinbar mit »den Italienern« übereinstimmen:

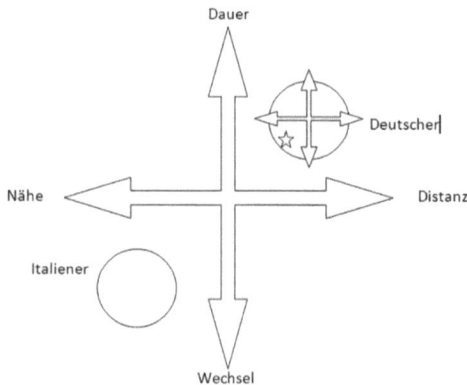

Abb. 6: Dauer-Distanz-Modell – Selbstbild; Quelle: nach Hoppe, 2006

In Bezug auf die Verhaltensweisen »der Italiener« wirkt er immer noch distanziert und auf Sicherheit bedacht. Die Rückmeldungen, die er von seiner neuen Umgebung erhält, stimmen nicht mehr mit seinem Selbstbild überein, was zu starker Verunsicherung führen kann. Dieser »Kulturschock« lässt sich durch gezielte Vorbereitung mildern, aber nicht ganz vermeiden. Das Beispiel lässt sich auf die Migranten übertragen, die nach Deutschland gekommen sind. Abhängig von ihren mitgebrachten kulturell-religiösen oder sonstigen Werten und Verhaltensweisen kommen sie sich mehr oder weniger fremd vor. Sie sind verunsichert, weil sie von den Mitmenschen nicht die Rückmeldung erhalten, die sie aufgrund ihres Selbstbildes erwarten. Minderwertigkeitsgefühle und Rückzug in sich selbst oder eine Gruppe können die Folge sein.

2. Interkulturelle Psychosomatik

Wer spricht, verlässt die Opferrolle
Bei dem Thema interkulturelle Psychosomatik treffen mehrere Problemfelder aufeinander. Zum einen bestimmt der kulturelle Hintergrund eines Patienten seine persönlichen Vorstellungen über Krankheit und Gesundheit. Zusätzlich sind Sprachkompetenzen des Patienten und Kommunikationsverhalten des Arztes von großer Bedeutung. Hat ein Patient sich entschlossen, einen Arzt aufzusuchen, muss im Gespräch herausgefunden werden, welches Problem er hat und welche Therapie geeignet ist. Von zentraler Bedeutung ist hier die Sprache als primäres Kommunikationsmittel. Hier stellt sich die Frage, ob die Sprachkenntnisse des Patienten ausreichen, um sich mitzuteilen, und ob der Arzt genügend Zeit und Einfühlungsvermögen aufwendet, um die Mitteilungen richtig zu interpretieren. In vielen Kulturen werden Beziehungen zwischen Religion/Magie und Krankheit hergestellt, d. h., die Patienten haben sowohl eine bestimmte Vorstellung über die Ursachen von bestimmten Beschwerden als auch darüber, welche Therapie geeignet ist, um ihnen zu helfen.[73] So wird die Existenz von Geistern, Hexen und Djinnen (Teufeln) als selbstverständlich angenommen und bestimmte Rituale und Symbole zur Heilung als unerlässlich angesehen. Der »böse Blick«, böse Geister und schwarze Magie sind Ursache der persönlichen Beschwerden. Zum Schutz dienen Amulette oder magische Texte, und für die Heilung werden religiöse Heiler oder Zauberer zu Rate gezogen. Vorstellungen dieser Art gibt es weltweit; sie dienen als Erklärungsmodell für alle Arten von Krankheiten. Ob ein Arzt aufgesucht wird,

---

73 Kizilhan, 2009 (online: 4.6.2017).

ist also auch abhängig davon, ob man ihm zutraut, die richtige Therapie zu finden. Bei psychischen Problemen ist es wichtig, dass sich ein Mensch mitteilen kann. Auch im Deutschen kennen wir den Spruch »Geteiltes Leid ist halbes Leid«:

Schweigt der Mensch, spricht der Körper.
Wenn man permanent Ja sagt und aus Angst vor der Störung einer Gruppenharmonie mit seinen Emotionen zurückhält, kann dies zu einem emotionalen Stau führen, mit der Gefahr, auszurasten. Sprachkompetenz, kultureller Hintergrund und die Lebenssituation des Patienten spielen dabei eine wichtige Rolle, ob und in welcher Form sich aus psychischen Problemen somatische Symptome entwickeln und in welcher Form sie beim Arzt beschrieben werden.

	Ätiologie	*Beschwerdebild*	*Therapie*	*Assoziationen*
Nabelfall	Schwer heben, in die Höhe springen, schwere Arbeit, schweres Leben, Stress	Bauch- und Magenschmerzen, Übelkeit, Schwindel, Schwäche, Müdigkeit	Bauch- und Rückenmassage, heiße Teller, Ziehen des Nabels an den richtigen Ort, anschließend Ruhe	Schweres Leben, Verlust der Mitte
Brennende Leber	Traurigkeit, Sorgen, schweres Leid	Leberschmerzen, Oberbauchschmerzen	Rezitationen aus dem Koran, Einnahme von Kräutern und Säften	Kummer, Trauer, Sehnsucht, Verlust oder Liebeskummer
Rückenschmerzen	familiäre Konflikte, Sorgen, Rollenproblematik, schwere Arbeit	Stechende und ziehende Rückenschmerzen, kaum in der Lage, sich zu bewegen oder etwas zu heben und zu tragen	Massagen, wenig Bewegung und Ruhe	Haft, Sitz von Stärke und Ausdauer bei Männern, geschwächte, männliche Identität* (Libidoverlust)

	Ätiologie	Beschwerdebild	Therapie	Assoziationen
Wanderschmerzen, »Windschmerzen«	Kummer, Sorgen, Konflikte, Sehnsucht	Müdigkeit, Schwäche, Antriebslosigkeit Jeden Tag befinden sich die Schmerzen an einer anderen Stelle des Körpers	Massage, Ruhe, keine Belastung	Wenig Akzeptanz in der Familie oder Gemeinde, schweres Leben
Beklemmungsgefühl	Kummer, Sorgen, Schuldgefühle, Sehnsucht, Ärger	Kopf- und Halsschmerzen, Enge-. Globus- und Erstickungsgefühl, Kurzatmigkeit	Hodscha, Arzt, Benutzung von Schutzamuletten	Ängste, Unsicherheit

Tab. 12: Kulturspezifische Syndrome; Quelle: Kizilhan, 2009: S. 71

Am Beispiel »Depression« können interkulturelle Unterschiede gut aufgezeigt werden.[74] Im euro-amerikanischen Raum ist es weit verbreitet, psychische Probleme mit bestimmten Organen in Beziehung zu setzen. Deutsche bevorzugen das Herz, Franzosen die Leber, Engländer den Darm und Amerikaner das »Virus«.

Türken klagen gerne allgemein über Schmerzen (»Überall tut es weh!«) und Russen über Schmerzen in der Brust. In China ist aus moralischen Gründen die Diagnose »Depression« inakzeptabel, weshalb dort überwiegend körperbezogene Diagnosen wie »Erschöpfungssyndrom« oder »Hypochondrie« erfolgen. Chinesinnen klagen somit auch nicht über Traurigkeit, sondern über Langeweile, Schwindel und Erschöpfung. Depressive Iraner zeigen die höchste Rate an somatischen Beschwerden und Kanadier die niedrigste. Die Organvorlieben haben auch Auswirkungen auf den Medikamentenverbrauch und lassen sich statistisch nachweisen. So erhielten Deutsche sechsmal mehr Herzmedikamente als Engländer und US-Amerikaner, obwohl die Rate der Herzerkrankungen in allen diesen

---

74 Machleidt, 2009: S. 31 (online: 4.6.2017).

Ländern gleich hoch ist. Es ist also wichtig, dass der Arzt die Lebenssituation der Patienten hinterfragt (Migrationshintergrund, religiöse Einstellungen, Familienstruktur und soziales Umfeld). Dies erfordert zunächst etwas Zeit, spart jedoch langfristig Kosten, weil falsche Diagnosen und Therapien vermieden werden können.

Fühlt sich der Patient schlecht verstanden und beraten, so wechselt er den Arzt. Dies kommt bei MMH besonders häufig vor (»doctor hopping«). Insgesamt ist die Datenlage über psychische und psychosomatische Erkrankungen bei MMH ungenügend. Man kann jedoch davon ausgehen, dass MMH besonderen Belastungen ausgesetzt sind, die mit ihrem Migrationshintergrund zusammenhängen. Wie der Einzelne auf diese Belastungen reagiert, ist individuell verschieden und sehr von der jeweiligen Lebenssituation abhängig. Ob ärztliche Hilfe überhaupt in Anspruch genommen wird, ist vom Krankheitsverständnis, von der Qualität einer Arzt-Patienten-Beziehung, von Zugangsbarrieren zum Gesundheitswesen und auch vom Schamgefühl abhängig.

Der Erfolg der Therapie hängt davon ab, inwieweit der Patient die Anweisungen des Arztes versteht bzw. zur Zusammenarbeit bereit ist (Compliance). Dieser muss sicherstellen, dass der Patient die Zusammenhänge zwischen körperlichen und psychischen Prozessen versteht, und ihn auch vom Sinn von ungewohnten Therapien (z. B. Entspannungstraining) überzeugen.

Bei Schmerzsymptomen ist es typisch, dass MMH ihre Aktivitäten stark einschränken. Hier muss darauf eingewirkt werden, dass sie ihr Verhalten ändern und ihre passive Schonhaltung aufgeben. Ein weiterer Einflussfaktor auf den Therapieerfolg ist die Familie des Patienten. Einerseits können die traditionelle Rollenverteilung und kulturelle Lebensweise psychosomatische Beschwerden hervorrufen. Andererseits haben Kranke in kollektiven Kulturen die erhöhte Aufmerksamkeit der Familienmitglieder. Somit ist die Einbeziehung der Familie in Gespräche bei der Diagnose und bei Entscheidungen über geeignete Therapien sehr wichtig. Zusammenfassend ist festzustellen, dass kulturelle Kompetenz sowohl für die richtige Diagnose als auch für den Therapieerfolg von großer Bedeutung ist.

2.1. Schmerzsymptome

Migranten kommen häufiger mit Schmerzsymptomen, die auch in der Schmerzskala als stärker empfunden werden als bei deutschen Patienten. Oft werden die Schmerzen sehr unspezifisch beschrieben (»Überall tut es weh«; »Alles kaputt«), was eine ausführliche Migrantenanamnese erforderlich macht. Hier können Probleme aus der Vergangenheit (Traumatisierungen), der Gegenwart (Wohn- und Arbeitssituation, soziale Integration) und Zukunftsängste (unsicherer Aufenthaltsstatus) zusammenkommen, und der Patient findet nicht die passenden Worte. Übrigens gibt es auch im Deutschen den Begriff »Heimweh«. Dieses wird von den unterschiedlichsten Symptomen begleitet, wie Nervosität und Bauchschmerzen. Um die Symptome besser lokalisieren zu können, kann ein Anatomieatlas helfen. Sind psychische Erkrankungen die Ursache der Schmerzen, wird dies von den Patienten meist nicht akzeptiert. Sie haben den Eindruck, dass ihre Schmerzen nicht ernst genommen werden.

Wenn der Arzt keine organischen Ursachen für den Schmerz feststellen kann, kann dies bei den Patienten große Ängste auslösen, die sie gegenüber dem Arzt nicht thematisieren.[75] So befürchten sie z. B. spätere Invalidität, eine unentdeckte Krankheit oder eine gravierende Krankheit, die vom Arzt verheimlicht wird. Gerade Letzteres ist nachvollziehbar, da es in vielen Ländern üblich ist, nur die Familienangehörigen darüber zu informieren. Hier hilft es, wenn der Arzt von sich aus die Ängste anspricht und die Befunde genau erklärt. Schmerz gilt als Sprache des Körpers.

Ethnisch gibt es Unterschiede in der Wirkung, der Wahrnehmung und im Umgang mit Schmerz, z. B. wird bei Kaukasiern auf Grund ihrer Physiologie bei der Schmerzbehandlung deutlich, dass mehr Morphin in der Behandlung gebraucht wird als bei Europäern. Ansonsten wird beobachtet, dass Menschen aus dem Orient leichte Beschwerden theatralisch dramatisieren, weil sie zu Hause nie beim Arzt waren, keine Aufklärung kennen

---

75 Kilcher & Spiess, 2003.

und einen geringen Schmerz als Bedrohung empfinden. Zudem lernen solche Menschen in den jeweiligen Ländern, auf diese Art und Weise auf sich aufmerksam zu machen, um sich im Alltag aufgrund des fehlenden Versorgungssystems im sozialen Bereich in den Herkunftsländern besser durchsetzen zu können. Hier hilft die verbale Sedierung in Form einer beruhigenden Kommunikation.

2.2 Kulturell bedingte psychosomatische Erkrankungen

In der westlichen Kultur gibt es immer noch eine mechanistische und individualisierte Sicht auf den Körper, vermutlich u. a. wegen der zunehmenden Ökonomisierung der medizinischen Versorgung. Durch verstärkte Organmedizin wird der Körper auf physikalisch-biologische Zusammenhänge reduziert. Dieser Körper stellt ein Individuum dar, bildet eine autonome Einheit und steht nicht unmittelbar mit seiner Umgebung in Verbindung. Körperliche und seelische Probleme wurden getrennt betrachtet und von unterschiedlichen Ärzten behandelt. Durch die starke sektorale Organisation der medizinischen Versorgung bleiben die ganzheitlichen Zusammenhänge, oft zum Nachteil der Patienten, auf der Strecke.

Erst in den letzten Jahrzehnten wird vermehrt wahrgenommen, dass Körper und Psyche eng miteinander verknüpft sind und sich gegenseitig stark beeinflussen.[76] Nach wie vor lernen Nachwuchsmediziner jedoch, für Symptome zunächst nach einer organischen Ursache zu suchen und Medikamente zu verschreiben (Organmedizin).

Rückenschmerzen sind weit verbreitet: Vier von fünf Deutschen haben schon einmal ein Problem mit dem Rücken gehabt, wobei in 80 % der Fälle keine organische Ursache festgestellt werden kann. Schonen die Patienten den Rücken aus Angst vor dem Schmerz, verkümmert die Rückenmuskulatur, und die Schmerzen nehmen noch zu. Die Behandlung durch die

---

76   Hauschild & Wüstenhagen, 2013 (online: 23.5.2017).

verschiedenen Ärzte (Orthopäden, Physiotherapeuten, Chirurgen etc.) belastet das Gesundheitssystem mit 25 Milliarden Euro jährlich. Durch moderne Therapiemethoden, Gesundheitsbildung, Selbstfürsorge, Achtsamkeit, Selbstreflexion und Verantwortung sowie psychologische Schulungen könnten 25 % dieser Kosten und mehr eingespart werden. Andere Kulturen haben ein anderes Körperkonzept. In kollektivistischen Gesellschaften ist die Person nicht autonom, sondern ein Teil des sozialen Umfeldes. Daraus können sich Erkrankungen entwickeln, die in westlichen individualistischen Gesellschaften unbekannt sind. In Japan ist die Phobie »Taijin Kyofu« verbreitet: 10 bis 20 % der Japaner leiden unter großer Angst, dass sie ihre Mitmenschen verärgern, in Verlegenheit bringen oder beleidigen.[77] Dieses überwiegend psychische Problem geht mit einer Reihe von körperlichen Symptomen einher: Körpergeruch, Schwitzen und Zittern der Hände. Ein anderes Phänomen, das überwiegend in Japan zu beobachten ist, ist die freiwillige soziale Isolation einer Person von ihrer Umwelt. Die so genannten »Hikikomori« verlassen ihr Zimmer kaum noch, sie sind überwiegend nachts aktiv, verbringen ihre Zeit mit Medienkonsum und werden von ihren Eltern versorgt. Die Schätzungen schwanken zwischen 50.000 und einer Million Hikikomori, wobei insbesondere junge Männer betroffen sind.[78]

3. Ärztlicher Beruf

Die Ausbildung der Ärzte in Deutschland orientiert sich häufig an den Betreuungsbedürfnissen der Ober- und Mittelschicht. Dabei spielen die Besonderheiten einer medizinischen Versorgung z. B. der wohnungslosen Menschen, Menschen ohne Papiere und Folteropfer kaum eine Rolle. Vor allem werden traditionell medizinische Berufe von Generation zu Generation, von der älteren auf die nachfolgende Generation, übertragen,

---

77 Saunders, o. J. (online: 23.5.2017).
78 Lorber, 2014 (online, 23.5.2017).

also z. B. vom Vater an den Sohn weitergegeben durch eine entsprechende Empfehlung der Eltern bei der Berufswahl.

Insgesamt ist die medizinische Ausbildung, neben den Anforderungen an Schulzeugnisse, finanziell eine schwierige Hürde. Inzwischen leben wir in einer Vielfalt-Gesellschaft; das Bewusstsein für Menschen, die arm und obdachlos sind, für Flüchtlinge, Menschen ohne Papiere und MMH ist stark gestiegen. Sehr viele Menschen engagieren sich ehrenamtlich bei vielen sozialen Arbeiten, wie aktuell das Thema Flüchtlinge gezeigt hat. Deshalb müssen wir auch grundlegend die Strukturen, die Lehre, Forschung und Versorgung dementsprechend neu sortieren. Interkulturelle Medizin bietet die Chance, durch interkulturelle Kompetenz und Kommunikation in einer globalisierten Welt den Bedürfnissen besser gerecht zu werden.

3.1 Arzt-Patienten-Beziehung

Für den Therapieerfolg ist neben dem Fachwissen und der Erfahrung des Arztes auch die Beziehung zu seinem Patienten von großer Bedeutung. Wir kennen aus Erfahrung die heilende Wirkung der mitfühlenden Worte. Wir wissen auch aus Studien, dass Hoffnung und soziale Netzwerke den Therapieerfolg stark positiv beeinflussen. Gelingt die Kommunikation, wird ein Vertrauensverhältnis aufgebaut, und Anweisungen des Arztes werden verstanden und auch umgesetzt. Auf der anderen Seite versteht der Arzt die Probleme seines Patienten, was die Diagnose erleichtert und zu geeigneten Therapievorschlägen führt. Dabei liegen die Probleme nicht immer im organischen Bereich, sondern sind psychosomatisch bedingt, was der Arzt nur erkennen kann, wenn er dem Patienten zuhört und seine Aussagen richtig interpretiert. Versteht der Arzt seinen Patienten nicht, kommt es zu »Verlegenheitsdiagnosen«. Der Arzt kann nur die Symptome behandeln, ohne die Ursache zu kennen (idiopathische Erkrankung).

Bei Menschen mit Migrationshintergrund findet man dann Bezeichnungen wie »Gastarbeiter-Syndrom«, »Türkenbauch«, »Mittelmeerbauch«,

»Türkenkrankheit«, »Morbus Orientalis«, »Heimwehsyndrom«, »Mamma-Mia-Syndrom« und Ähnliches. In einer internistischen Poliklinik wurde bei herzerkrankten türkischen Patienten festgestellt, dass nur 35 % der Einweisungsdiagnosen mit den Klinikbefunden übereinstimmten. Im Vergleich dazu konnte bei 70 % der deutschen Patienten die Einweisungsdiagnose bestätigt werden.[79]

Zudem werden MMH häufig oberflächlicher untersucht als Deutsche, dafür aber intensiver therapiert. Ein kurzes Arzt-Patienten-Gespräch führt zu Fehldiagnosen, falscher Therapie und häufigem Arztwechsel. Eine gelungene Arzt-Patienten-Kommunikation hat sowohl für den Patienten als auch für den Arzt positive Effekte.[80] Man kann nachweisen, dass eine warmherzige und angstnehmende Zuwendung den Krankheitsverlauf verkürzen und die Nebenwirkungen verringern kann. Ebenso konnte gezeigt werden, dass Brustkrebs-Patientinnen eine signifikant schlechtere Lebenserwartung aufweisen, wenn eine schlechte Kommunikation vorausging. Für den Arzt bedeuten gelungene Gespräche eine größere Zufriedenheit im Beruf und eine geringere Stressbelastung. In Deutschland beträgt die durchschnittliche Gesprächsdauer nur 7,6 Minuten. Es bildet damit das Schlusslicht in Europa. Im Vergleich dazu liegt die Gesprächsdauer in der Schweiz bei 15,6 Minuten und in den Niederlanden bei 10,2 Minuten.[81]

Es gibt viele Gründe, warum das Arzt-Patienten-Gespräch misslingen kann. Zunächst einmal muss es dem Arzt gelingen, zum Patienten ein Vertrauensverhältnis aufzubauen. Misstrauen kann entweder auf persönlichen Erfahrungen beruhen oder auch einfach Ausdruck kultureller Unterschiede sein. In kollektivistischen Gesellschaften sind Beziehungen innerhalb der Familie sehr wichtig. Sie basieren auf eindeutigen Rollen, Rechten und Verpflichtungen. Personen außerhalb der Familie müssen das Vertrauen erst gewinnen. Ärzten mit Migrationshintergrund gelingt dies leichter, da sie selbst Migrationserfahrungen mitbringen, sich leichter in den Patienten

---

79   Gallisch, 1989, zit. n. Collatz, 1989: S. 108.
80   Geisler, 2004: S. 3 (online: 23.5.2017).
81   Geisler, 2004: S. 3

hineinversetzen können und unterschiedliche Wertvorstellungen und Verhaltensweisen verstehen (Beziehungsebene). Ein türkisches Sprichwort sagt über Vertrauen: »Ich würde aus deiner Hand trinken, auch wenn es Gift ist.« Der Spruch zeigt das große Grundvertrauen dieser Menschen gegenüber der Respektsperson.

Ärzte ohne Migrationshintergrund zeigen eher eine professionelle Einstellung von Distanz und Nähe, nutzen ein einleitendes Gespräch oft nicht, um Vertrauen aufzubauen, sondern kommen direkt auf den Grund des Patientenbesuchs zu sprechen (Sachebene). Hier ist etwas mehr Geduld und Einfühlungsvermögen gefragt. Ein weiteres Problem bei der Kommunikation kann ein unterschiedliches Rollenverständnis von Arzt und Patient sein. Bei der Arzt-Patienten-Beziehung kann man drei unterschiedliche Modelle zugrunde legen:[82]

Das *paternalistische Modell:* Der Arzt stellt den Gesundheitszustand fest, legt Diagnosemaßnahmen und die Therapie fest. Der Patient erhält selektive Informationen, um seine Zustimmung für die Maßnahmen zu erhalten. *Das informative Modell:* Der Arzt versorgt den Patienten mit allen Informationen (Gesundheitszustand, Risiken, Chancen der Maßnahmen und Unsicherheiten im Wissen) und der Patient entscheidet allein. Im *interpretativen Modell* nimmt der Arzt auch eine Beratung vor, um dem Patienten bei seiner Entscheidung zu helfen. *Das abwägende Modell/*»Shared Decision Making« (SDM): Der Arzt informiert den Patienten über alle medizinischen Fakten und erfragt die Lebensumstände und Wünsche des Patienten. Der Arzt erarbeitet eine Lösung, die er mit dem Patienten bespricht, ohne sie ihm aufzuzwingen.

---

82 Klemperer, 2003: S. 14 ff. (online: 4.6.2017).

	paternalistisch	*informativ*	*abwägend*
Informationsaustausch	Einseitig vom Arzt zum Patienten, medizinisch	Einseitig vom Arzt zum Patienten, medizinisch	Zweiseitig vom Arzt zum Patienten und umgekehrt, medizinisch und persönlich
Erörterung	Ärzte	Patient	Arzt und Patient
Wer entscheidet?	Ärzte	Patient	Arzt und Patient

Tab. 13: Arzt-Patienten-Beziehungen;
Quelle: modifiziert nach Charles, C. et al., 1999

Das SDM-Modell ist relativ neu und in der Praxis nicht leicht umzusetzen. Die Ärzte benötigen Informationen, die sie nicht haben oder deren Beschaffung viel Zeit erfordert. Patienten werden in der Regel nicht gefragt, welche Rolle sie in der Entscheidungsfindung spielen möchten. Teilweise trauen die Ärzte ihren Patienten auch nicht zu, die Entscheidung zu treffen. Insgesamt werden sowohl an den Arzt als auch an den Patienten hohe Anforderungen gestellt, der sie je nach Qualifikation bzw. Bildungsstand gerecht werden oder auch nicht. Deshalb gehört die Gesundheitsbildung in die Schule. In der Praxis ist es bei Gesprächen mit Personen, die Sprachschwierigkeiten oder einen geringen Bildungsstand haben, kaum möglich, dieses Modell anzuwenden.

Auch die Rolle des Arztes wird von den Patienten unterschiedlich gesehen. Viele Migranten betrachten den Arzt als Autoritätsperson, der alles über die Krankheit weiß und die richtige Therapie kennt. Eine Einbeziehung in die Entscheidung verunsichert die Patienten und lässt sie an der Kompetenz des Arztes zweifeln.

Kommunikationsprobleme stellen eine weitere Hürde für ein gelungenes Arzt-Patienten-Gespräch dar. An erster Stelle stehen hier mangelnde Deutschkenntnisse, die bei Migranten jeden Alters und selbst bei langjährigem Aufenthalt in Deutschland noch vorhanden sein können. Häufig bringen Migranten mit großen Sprachproblemen Familienangehörige oder andere vertraute Personen mit in die Praxis, die dann die Rolle des Übersetzers übernehmen. Zusätzlich ist es möglich, dass der Patient Symptome in einer Weise beschreibt, die dem Arzt völlig unverständlich ist. Wenn ein türkischer Patient sagt: »Meine Leber brennt«, ist das ein Problem für den Hausarzt oder die Chirurgie? Hier liegt ein kulturelles Problem vor, da der Arzt die Bedeutung der Aussage nicht versteht. Bei einem Deutschen mit der Aussage »Ich habe die Nase voll« hätte er damit kein Problem und würde nicht nach Anzeichen einer Grippe suchen.

Zusätzlich gibt es ein anderes Verständnis für Krankheit und Gesundheit. Die Familie spielt bei Menschen aus kollektivistischen Gesellschaften eine große Rolle beim Kranksein und Gesundwerden. Familie bedeutet nicht nur Eltern und Geschwister, sondern die gesamten Angehörigen und Nachbarn. Jeder hat etwas zu sagen und wird um Rat gefragt. Wenn ein Mensch krank wird, werden die Nachbarn und Verwandte benachrichtigt, sie kommen regelmäßig zu Besuch, übernachten, bringen zur Stärkung Obst usw. mit; der Patient steht im Mittelpunkt (Nossrat Peseschkian). Der Patient hat die Einstellung »Ich bin krank, ich kann nicht arbeiten« und meidet somit auch aktivierende Therapiemaßnahmen. Sind Kinder oder Frauen erkrankt, kann es auch wichtig sein, den Vater als Familienoberhaupt einzubeziehen, wenn es um Therapiemaßnahmen geht, um den Erfolg nicht zu gefährden.

Außerdem können unterschiedliche kulturelle Wertvorstellungen und Tabus das Verhältnis zwischen Arzt und Patient belasten. Aufforderungen, sich mehr oder weniger für eine Untersuchung zu entkleiden, können das Schamgefühl eines Migranten verletzen und sollten entsprechend zurückhaltend formuliert werden. Bestimmte Medikamente werden unter Umständen abgelehnt, weil sie Alkohol enthalten, oder sie werden nicht genommen, um das Fasten nicht zu brechen. Die Akteure im Gesundheitsbereich sollten reflektieren, dass hier unterschiedliche Wertesysteme aufeinandertreffen, mehr nicht. Es braucht Zeit, um zu fragen und zu erfahren, was konkret heute das Anliegen ist, ob man einander richtig versteht und welche Erwartungen der Patient hat. Wie würde er sich selbst helfen oder im Herkunftsland behandelt werden? Beide Seiten müssen einander verstehen lernen und sich weiterbilden, der Arzt und der Patient.

3.2 Interkulturelle Arzt-Patienten-Kommunikation

Bei der interkulturellen Arzt-Patienten-Beziehung gibt es eine Reihe von Besonderheiten, wenn Menschen mit Migrationshintergrund beteiligt sind.

Begrüßung
Die Begrüßung beginnt nicht erst im Arztzimmer, sondern bereits am Empfang. Nach kurzer Frage, weshalb der Betroffene gekommen ist, folgt die Frage nach dem Befinden der Familie (bei Patienten aus Familiengesellschaften). Zwei Begrüßungsworte in der Landessprache werden sehr herzlich aufgenommen und der Arzt als sehr kompetent wahrgenommen, was die Compliance durch das Vertrauen erhöht und die Verschreibung von Medikamenten reduziert. Die gleiche Frage nach der Familie, an einen Deutschen gerichtet, würde große Irritation hervorrufen und als Einmischung und soziale Kontrolle verstanden werden. Auch wenn man nicht erwarten kann, dass sofort jemand Zeit hat, sich um den ankommenden Patienten zu kümmern, sollten mindestens ein Blickkontakt und ein Lächeln zeigen, dass er willkommen ist.

Unabhängig davon ist ohne die Vorstellung des Arztes mit seinem Namen im Praxisalltag häufig unklar, von wem der Patient behandelt wird, dies v. a. in Gemeinschaftspraxen, Krankenhäusern und bei der Radiologie. Hier kann schon viel Unsicherheit genommen werden, was gerade bei ängstlichen Patienten sehr wichtig ist. Menschen mit geringen oder keinen Deutschkenntnissen bringen oft eine Begleitperson mit, die bei der Sprachvermittlung hilft. Das kann sich bei familienorientierten Kulturen um Verwandte handeln, oder auch um Freunde oder Bekannte. Der Arzt sollte die Begleitpersonen ebenfalls begrüßen und klären, ob die Anwesenheit beim Arztgespräch erforderlich bzw. gewünscht ist. Immerhin geht es um das Arztgeheimnis und die Intimsphäre des Patienten. Eventuell ist es auch möglich, auf die Sprachkenntnisse des eigenen Personals zurückzugreifen, da einige Themen vor Verwandten nicht angesprochen werden (Tabuthemen). Bei der Sprachvermittlung durch Verwandte besteht die Gefahr, dass nicht alles richtig übersetzt wird bzw. überhaupt übersetzt wird, wenn es sich um negative Diagnosen handelt. Oft werden lebensbedrohliche Diagnosen in der Familie, auch den Betroffenen gegenüber, verschwiegen, um keine Angst und Verunsicherungen zu verbreiten. Der Arzt hat die Aufgabe, dem Patienten gegenüber glaubwürdig zu bleiben und auf die Möglichkeiten einer palliativen Versorgung hinzuweisen.

Anamnese
Bei der Befragung des Patienten mit Sprachproblemen ist es wichtig, langsam und deutlich zu sprechen und möglichst keine Fachbegriffe zu verwenden.[83] Je weniger Sprachkenntnisse vorhanden sind, desto mehr achten die Patienten auf die Mimik, Gestik und den Tonfall. Bei komplexen Krankheitsbildern ist es notwendig, auch Fragen zur Biographie zu stellen, um die Erkrankung besser verstehen zu können (insbesondere bei unklaren Schmerzsymptomen).

Dabei ist die Frage nach dem Aufenthaltsstatus besonders wichtig, da hier oft die Erklärung für psychische Symptome liegt. Psychische Erkrankungen festzustellen, ist nicht leicht, da die Patienten über Erlebtes bzw. über ihre Probleme nicht offen reden (Scham, Tabuthemen, »mit meinem Anliegen kann ich den Arzt nicht belästigen«). Diese Hindernisse können jedoch mit zunehmender Vertrautheit abgebaut werden. In der heutigen kulturell-religiösen Vielfalt der Gesellschaft sollte eine Werteanamnese in der Arzt-Patienten-Beziehung zu einer besseren Verständigung beitragen. Eine Befragung von russischsprachigen Migranten der ersten Generation liefert Einblicke in deren Sichtweise und Erwartungen an den Hausarzt.[84]

So liegt die Holschuld für Informationen über den Patienten und dessen Beschwerden eindeutig beim Arzt. Was er nicht fragt, wird auch nicht erzählt. Gleichzeitig liegt auch die Bringschuld von Informationen über den Gesundheitszustand und die geeigneten Therapien beim Arzt. Hier

---

83 Gelzer, 2005 (online: 4.6.2017).
84 Bachmann et al., 2014 (online: 4.6.2017).

fühlen sich die Patienten oft nicht ausreichend informiert. Der Arzt wird oft als »professionell« beschrieben, im Sinne von »distanziert« und »sachlich«. Jeder dritte Patient hatte den Eindruck, nicht die gewünschte bzw. notwendige Behandlung bekommen zu haben (mangelnde Bereitschaft, Medikamente zu verschreiben; ausbleibender Behandlungserfolg; zu späte Überweisung an einen Facharzt).

Mögliche Fragen bei der Anamnese:

Herkunftsgeschichte
Biographische Daten
Ausbildung
Berufserfahrung
Rechtliche, soziale und ökonomische Situation
Traumatisierungen
Migrationsgeschichte
Motivation zur Migration
Verlauf der Migration, Flucht
Traumatisierungen
Integrationsgeschichte
Rechtlicher Status (Aufenthaltsbewilligung usw.)
Soziale und ökonomische Situation
Internationale Netze (Verwandte in anderen Städten oder Ländern, Ressourcen)
Organisationen (kulturelle, religiöse oder politische Vereine)
Gesundheitsverhalten
Spezifische Fragen
Wie nennt man Ihre Beschwerden in Ihrer Muttersprache?
Kennen Sie jemanden, der ähnliche Beschwerden hat?
Was hat nach Ihrer Ansicht Ihre Beschwerden verursacht?
Warum traten die Beschwerden nach Ihrer Ansicht gerade jetzt und bei Ihnen auf?
Was sagen Ihre Familie und Ihre Freunde/Bekannte zu Ihren Beschwerden?
Was, glauben Sie, machen Ihre Beschwerden mit Ihnen, wie funktioniert das, wie läuft das ab?
Wie ernst sind Ihre Beschwerden?
Werden sie einen langwierigen oder kurzen Verlauf haben?
Welche Abklärungen oder Behandlungen sollten Sie Ihrer Meinung nach haben?

Tab. 14: Wichtige Fragen bei der Migrantenanamnese; Quelle: Gelzer, 2005

Untersuchung
Hier sind individuelle Erfahrungen und ein sensibles Vorgehen gefragt. Deshalb und auch gerade wegen Schamgefühlen und der Intimsphäre werden bei MMH weniger körperliche Untersuchungen, aber häufig mehr Diagnoseverfahren angewandt. Es ist hilfreich, dem Patienten mitzuteilen, dass es in der deutschen Kultur ein Gebot des Respektes und der Gleichbehandlung ist, »dass man einander die Hand gibt und den Patienten vollständig untersucht. Wäre das für Sie so okay?«

Entscheidungsfindung/Compliance
Der Arzt wird meist als Autoritäts- und v. a. als Respektsperson wahrgenommen. Die Patienten erwarten, dass er die richtige Therapie für ihre Erkrankung kennt. Die Patienten nehmen oft eine passive und/oder fatalistische Haltung (»Strafe Gottes«) ein.

Ursachen und Wirkungen werden anders wahrgenommen: Schmerzen sind nicht die Folge von psychischen Problemen, sondern psychische Probleme sind die Folge der Schmerzen. Antidepressiva werden oft abgelehnt, wenn der Patient glaubt, dass sie primär zur Behandlung der psychischen Störungen dienen.[85] Das liegt daran, dass psychische Erkrankungen für viele Patienten mit »Verrücktsein« in Verbindung gebracht werden.[86]

---

85 Kilcher & Spiess, 2003: S. 457.
86 Die Beauftragte der Bundesregierung für Migration, Flüchtlinge und Integration (Hrsg.), 2015: S. 52 (online: 4.6.2017).

Familie (Rolle der Angehörigen) – Beispiel für fehlende Beachtung der Familienstruktur[87]

> **FEHLENDE BEACHTUNG DER FAMILIENSTRUKTUR**
>
> Ein chronisch krankes Kind wird regelmäßig zur medikamentösen Einstellung stationär aufgenommen. Es wird durch die Mutter begleitet. Der Vater kommt nach der Arbeit am Abend zu Besuch. Die Therapiemaßnahmen werden mit der Mutter besprochen und das Kind schon bald wieder entlassen. Dieser Vorgang wiederholt sich mehrmals, da die besprochenen Therapiemaßnahmen nicht eingehalten werden und neuerliche stationäre Aufnahmen dadurch notwendig wurden. Erst durch das Hinzuziehen eines Kulturvermittlers wird ein Weg zur Therapietreue gefunden, das Gespräch im Beisein des Vaters geführt, der den besprochenen Maßnahmen zustimmt. Seitdem waren keine weiteren stationären Aufnahmen mehr notwendig (Wesselman und Herbst 2012).

Religiöse Pflichten können zur Ablehnung von bestimmten Medikamenten (z. B. Alkohol) und Präparaten (Herkunft Schwein) führen. Aktivierende Maßnahmen (gezielte Gymnastik, Schwimmen, Physiotherapie) werden oft abgelehnt. Wenn der Patient krank ist, nimmt ihm seine Familie jeden Handgriff ab, damit er sich schonen kann. Eine aktive Mitarbeit bei der Therapie stößt auf Unverständnis. In der Regel werden passive Maßnahmen wie Massagen und Bäder bevorzugt.

Informationen
Mangelhafte Informationen über Krankheiten und mögliche Therapien, Risiken und Chancen sind abhängig vom Bildungsstand des Patienten und daher nicht migrationsabhängig. Allerdings bestehen für Menschen mit Sprachproblemen oder auch Analphabeten zusätzliche Probleme bei der Informationsbeschaffung. Hier sollte sowohl Informationsmaterial bereitgestellt werden (möglichst in der Muttersprache des Patienten) als auch

---

87 Die Beauftragte der Bundesregierung für Migration, Flüchtlinge und Integration (Hrsg.), 2015: S. 52 (online: 4.6.2017).

Zeit für Erklärungen genommen werden, um dem Patienten eine aktivere Rolle in der Entscheidungsfindung zu ermöglichen. Für spezielle Probleme wie häusliche Gewalt, Drogen- und Alkoholmissbrauch sollten Adressen und Ansprechpartner genannt werden. Viele Hilfseinrichtungen sind den Migranten nicht bekannt. Aufklärung über die Angebote ist daher sehr wichtig.

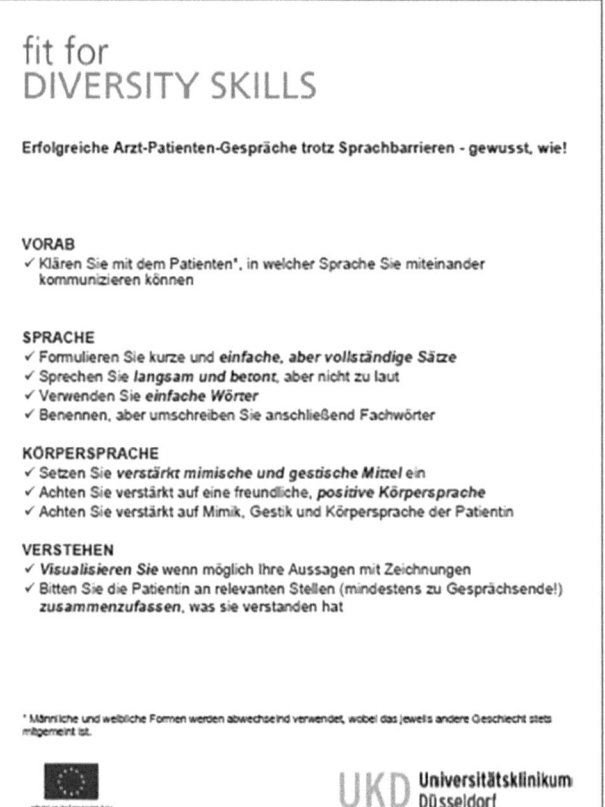

Abb. 7: DocCard für Gespräche ohne Dolmetscher; Quelle: Arbeitskreis zur Steigerung der Kultursensibilität in der ärztlichen Aus-, Fort- und Weiterbildung in Nordrhein-Westfalen, 2014: S. 23f. (online: 4.6.2017).

2012 wurde ein Arbeitskreis gegründet mit dem Ziel, die Kultursensibilität im kommunalen, sozialen und klinischen Bereich zu steigern. Das Projekt »Fit for Diversity Skills« wurde mit EU-Mitteln gefördert (http://fit-for-diversity-skills.de/uploads/media/Artikel_Aerzteblatt.pdf). Gemeinsam mit der Universität Düsseldorf wurden u. a. Merkkarten für die Kitteltasche entwickelt. Diese so genannten »DocCards« geben Tipps, wie ein Arzt-Patienten-Gespräch trotz Sprachbarrieren erfolgreich werden kann, wobei zwischen Gesprächen mit Dolmetschern und ohne Dolmetscher unterschieden wird.

3.3 Fallbeispiele

Arzt-Patienten-Beziehung bei fehlender deutscher Sprachkompetenz
Eine türkische 42-jährige Patientin ist seit 2007 wegen einer steroidrefraktären Colitis ulcerosa in der Behandlung. Es erfolgte eine Einstellung auf Azathioprin zur Immunsuppression. Die Patientin kommt immer mit einem ihrer erwachsenen, selbst berufstätigen Kinder in die Sprechstunde, da sie kein Deutsch kann. Diese Sprachbarriere ist ein großes Hemmnis im Aufbau einer eigenständigen Arzt-Patientin-Beziehung. Ich erlebe die Patientin sehr angenehm, sie spricht aber selber gar nicht, auch keine einfachen Worte zur Begrüßung. Auf meinen Vorschlag, die Angehörigen mögen ihr doch einige wichtige Begriffe beibringen (Blut im Stuhl, Durchfall, Verstopfung, Bauchschmerzen), die ich jedes Mal abfrage, um einen kleinen Lernprozess in Gang zu bringen, verweisen die Kinder darauf, dass die Mutter Analphabetin sei und dies nicht könne. Auch wiederholende Aufforderungen wie »einatmen, ausatmen« versteht die Patientin selbst situativ nicht wie viele andere, sondern wartet auf Aufforderung der Kinder. Eine direkte Beziehung zu dieser sympathischen Patientin ist leider stark erschwert; die eigentliche Beziehung besteht zu den zwei Kindern, die sich sehr um die Mutter bemühen, bei eigener Berufstätigkeit durch die häufigen Termine mit Anfahrt zu meiner Praxis aber sehr gefordert und gestresst sind. Hier

wird eine pathologische Bindung der gut integrierten Kinder an die Mutter deutlich (Bindungszwang durch mangelnde Bildung, Analphabetentum). Gerade bei Patienten mit chronischen Erkrankungen und komplikationsträchtigen Therapien ergibt die mangelnde direkte Kommunikation eine suboptimale Betreuung; die Gespräche sind kürzer, psychosoziale Aspekte können z. B. gar nicht besprochen werden. Die Immunsuppression musste wegen ansteigender Leberwerte abgebrochen werden. Da die Patientin zugleich sehr viel Gewicht zugenommen hat, empfahl ich den Kindern eine Gewichtsreduktion für die Mutter. Gegen jede Erwartung gelang dies der Patientin, dies hätte ich ihr zum Beispiel nicht zugetraut.

Es besteht die Gefahr, diese Patienten zu unterschätzen und sie damit zu zurückhaltend zu therapieren, weil die Compliance zu negativ bewertet wird. Im Verlauf der Jahre wird mir als Ärztin bewusst, was ich tun kann, um die Beziehung zu verbessern: die zeitliche Entlastung für die Kinder, indem wir Rezepte zuschicken, per E-Mail Kontakt haben und viel telefonisch besprechen. Im direkten Umgang mit der Patientin neigte ich am Anfang im Alltagsstress zu Automatismen und Abwehrmechanismen (»Ich werde doch jetzt nicht Türkisch lernen deswegen«). Mir wurde aber im Verlauf deutlich, dass ich durch verstärkte nonverbale Kommunikation und kleine Gesten, wie z. B. ein paar wiederkehrende Worte auf Türkisch zu lernen, die Mauer der Abhängigkeit und Passivität etwas öffnen kann. Das Beispiel zeigt aber auch die vorhandenen sehr positiven Ressourcen bei der Umsetzung der Therapieempfehlung durch die Patientin, da die Ärzte als Respektspersonen gelten.

Arzt-Patienten-Beziehung aus einer kinderpsychiatrischen Praxis, kultursensibel
Ein achtjähriger Junge aus dem arabischen Raum stellt sich mit seinen beiden Eltern (die Mutter seit zehn Jahren in Deutschland lebend, der Vater hier aufgewachsen) aufgrund eines primären nächtlichen Einnässens vor. Er muss Pampers tragen und wird von der älteren Schwester deswegen geärgert. Zudem habe der Junge in der Nacht Angst, unten im Erdgeschoss

auf die Toilette zu gehen. Er schläft bei den Eltern im Bett, was diese aber auch ausdrücklich wünschen. Beim Erstkontakt ist zu erheben, dass der Kinderarzt diese Vorstellung in meiner Praxis empfohlen hat, er selber hatte schon erste Maßnahmen wie Klingelhose erfolglos versucht. Der junge Patient scheint ein aufgeschlossener Junge zu sein, ist intelligent, treibt Sport, ist aber deutlich adipös. In der Familienanamnese ist mütterlicherseits auch bei einem zweitgradigen Verwandten primäres Einnässen aufgetreten. Im Umgang der Eltern mit dem Kind fällt ein eher nachgiebiges Erziehungsverhalten auf, der Vater ist sehr zurückhaltend, die Erziehungsverantwortung liegt klassisch verteilt bei der Mutter.

Die Familie erscheint zu drei Terminen. Zu dem vierten Termin erschien die Familie ohne Erklärungen nicht mehr. Ich versuchte in diesen drei Terminen das Führen eines Belohnungsplans für trockene Nächte einzuführen. Folgende Probleme traten in der Kommunikation auf, über deren kulturspezifische Aspekte ich mir erst im Nachhinein im Klaren wurde:

Die getroffenen Vereinbarungen wurden nicht eingehalten; die Umsetzung eines Belohnungsplanes, Einhaltung von Abendritualen erfolgte nicht richtig; in der Therapie weicht mir die Mutter, wenn ich sie anspreche, aus und spricht, statt mit mir, Arabisch mit dem Sohn und Ehemann, obwohl sie sich auf Deutsch verständigen kann. Durch diese Flucht in die arabische Sprache entsteht ein Ausweichen mir gegenüber, die Mutter möchte ihr Revier als Erzieherin verteidigen, auch ich scheine da nicht akzeptiert zu sein. Zudem scheinen deutsche Erziehungsvorstellungen, wie ein fest strukturierter Ablauf des Abends in der Familie, nicht vorstellbar. Hier lief ich ins Leere, weil der Grundwille für einen disziplinierteren Ablauf fehlte. Außerdem erscheint die Angst des Jungen, allein nachts auf die Toilette zu gehen, ein Thema zu sein, was insbesondere die Mutter nicht angehen möchte, es geht ihr um das Loswerden des Symptoms Einnässen, aber ohne zugrunde liegende Ursachen zu akzeptieren und zu beseitigen, weil sie nicht ins Familienbild passen (harmonisch zusammen schlafen, Autarkie, Angstabbau gefährdet dieses Prinzip?). Hier wird deutlich, dass der Umsetzung verhaltenstherapeutischer Maßnahmen die kulturellen Vorstellungen von Erziehung und Gestaltung der Eltern-Kind-Beziehung entgegenstehen. Übliche Abwehrreaktionen können durch Flucht in die Sprachbarriere sehr einfach vollzogen werden.

Wichtig wäre im Nachhinein gewesen, diese kulturellen Vorstellungen in das verhaltenstherapeutische Konzept zu integrieren, bzw. auch zu thematisieren, hierfür war dann aber auch der Zeitrahmen zu kurz.

Gestörte Arzt-Patienten-Beziehung durch Mentalitätsunterschiede

Ein 50-jähriger russischstämmiger Patient wird coloskopiert, es stellt sich ein Sigmakarzinom heraus. Bereits in der Befundbesprechung fällt der Patient durch ein sehr unsicheres und mir gegenüber unterwürfiges Verhalten auf. Der Patient wiederholt pausenlos, wie dankbar er ist, dass ich die Ursache für seine Beschwerden gefunden habe. Dann fragt er mit leiser Stimme, ob ich nicht einen Chefarzt kenne, dem er etwas Geld geben könne, damit dieser ihn persönlich operiere. Ich kläre ihn auf, dass ein Chefarzt kein direktes Geld annehmen darf und er sich somit höchstens als Privatpatient in die Klinik begeben kann, um vom Chefarzt operiert zu werden. Ich versichere ihm aber die Qualität und Kompetenz der übrigen Kollegen in der Klinik. Bereits in diesem ersten Gespräch bin ich innerlich »genervt«, auch in den weiteren postoperativen Kontakten bindet der Patient sehr viel Aufmerksamkeit durch Schmeicheleien (Beziehungsebene), ohne zum Kern seiner Probleme zu kommen. Durch Sätze wie »Nur zu Ihnen habe ich Vertrauen, Sie haben mich gerettet« wird eine Bindung erzwungen. Der Patient kommt immer wieder mit Obstipationsbeschwerden, die sein internistisch versierter Hausarzt genauso gut behandeln könnte. Die Abwehr dieses Patienten (Verweis auf den Hausarzt, eigene Aufgabenbereiche) bindet viel Energie. Im Verlauf versuche ich, die Ursache dieses Verhaltens besser zu akzeptieren (schlechte Vorerfahrung in seinem Herkunftsland, wo mutmaßlich nicht jeder Patient eine gleich gute und qualifizierte Behandlung bekommt; ggf. Erfahrung der Korruption im Herkunftsland?, starke Verunsicherung hier als Migrant etc.). Insgesamt habe ich die Erfahrung gemacht, dass durch Akzeptanz und den Versuch des Verständnisses eine emotional positivere Beziehung zwischen dem Patienten und mir entsteht und damit die Begegnungen letztendlich weniger energieraubend sind als meine Abwehr zuvor. Kulturbedingte Verhaltensunterschiede zu verstehen und dadurch besser akzeptieren zu können, erleichtert den Umgang mit diesen Patienten. Man sollte sich dabei bewusst werden, wo man als deutscher Arzt in seiner Mentalität besonders irritiert reagiert.

4. Plädoyer für den Hausarzt

Innere Autonomie des Patienten/Selbstreflexion des Arztes – eine Metabetrachtung Sylvia von Froreich
Die zunehmende Ökonomisierung in unserem Gesundheitssystem erhöht den Druck und beeinflusst das ärztliche Handeln in einer Weise, in der nicht der Mensch und seine Umwelt im Mittelpunkt stehen, sondern marktwirtschaftlich kalkulierte Strategien. Dabei nimmt der Arzt die Rolle eines Unternehmers ein und der Patient wird abhängiger Kunde – wie im orientalischen Basar.

Dies kostet am Ende nicht nur den Steuerzahler viel Geld bei falschen Diagnosen, Doppeluntersuchungen und Verschwendung von humanitären Ressourcen, sondern setzt zum Teil auch die Gesundheit der Menschen aufs Spiel. Aber auch bei der Entsorgung von Medikamenten in zweistelliger Milliardenhöhe auf Kosten der kommenden Generationen wird die Dimension einer Ressourcenverschwendung deutlich (laut Bundesgesundheitsministerium 4.000 Tonnen pro Jahr in Deutschland und über 100 Tonnen allein in Rheinland-Pfalz festgestellt (kleine Anfrage im Parlament), 120 kg in einem Altenheim im Jahr, gemessen vom Autor. Die Menge und Zahlen dürften wesentlich höher liegen, es gibt aber kaum offizielle Zahlen in der Öffentlichkeit darüber).

Die interkulturelle Medizin eröffnet hier einen Raum für das medizinische Denken und Handeln und macht somit unseren Beruf für die Y-Generation beim Fachkräftebedarf wieder attraktiver. Die Forschung zeigt, dass Menschen, die sich innerlich als autonom und selbstbestimmt erleben, deutlich weniger krank werden. Sie gelten als resilient. Innere Autonomie ist also eine Haltung, die sich aus dem Erleben der bewussten Selbststeuerung speist.

Fehlt das Bewusstsein »Ich bestimme mein Leben (weitgehend) selbst«, fühlt sich der Mensch in seinem Selbst geschwächt, fremdbestimmt und der Außenwelt ein Stück weit hilflos ausgeliefert. Dieses Empfinden kann den bzw. die Betroffene in eine Opferrolle führen, die krankheitsfördernd wirkt. Migranten bewegen sich in einem ihnen fremden und ungewohnten Lebenskontext, dessen Regeln sie nicht durchschauen. Kommunikationsprobleme durch mangelnde Sprachkenntnisse verstärken die Gefühle der Verunsicherung und Ängste. Einige sind traumatisiert durch Flucht und Vertreibung, sie fühlen sich innerlich geschwächt.

Wenn sich Migranten mittelfristig nicht mit dem neuen kulturellen Lebenskontext verbinden, fühlen sie sich weiterhin massiv fremdbestimmt, und es droht eine Chronifizierung der passiven Opferrolle. Die Kernfrage lautet also: Wie kann die Entwicklung innerer Autonomie seitens der Umwelt, in der der Migrant sich erlebt, begünstigt werden?

Hier sehe ich eine Schlüsselrolle bei dem Hausarzt, als Beziehungsgestalter und Ermöglicher: Wird er die Komplementarität, die das klassische Arzt-Patienten-Modell in sich birgt, verstärken oder gar zementieren, weil er von dem Patienten, der in der Rolle des Patienten ist, besondere Signale der Hilflosigkeit empfängt?

Daraus würde eine Beziehungsdynamik entstehen, in der der Migrant als Patient sich in seiner Opferrolle bestätigt und die Lösung seines Gesundheitsproblems im ärztlichen Expertentum sieht. Das wiederum verhindert, dass er in die Haltung der Selbstverantwortung geht, was wiederum den Arzt in seiner Expertenrolle bestätigt. Oder ergreift der Arzt die Chance, mit seinem Patienten, seiner Patientin auf Augenhöhe zu gehen und die Haltung eines Forschers einzunehmen? (»Lassen Sie uns gemeinsam herausfinden, was Ihnen fehlt, und was ich und Sie tun können, damit es Ihnen bessergeht.«) Diese ärztliche Haltung des Respekts vor der Autonomie

(Achtung der Ich-Grenze) und kulturellen Einzigartigkeit seines Patienten eröffnet die Chance eines Dialogs und damit den Beginn eines konstruktiven Vertrauensprozesses. Um zu dieser Haltung zu gelangen, ist es für den Arzt unausweichlich, seine Rolle, sein gedankliches Bezugssystem und seine Haltung zu reflektieren: Sieht er sich in der Tradition des biomedizinischen Ansatzes, bei dem der menschliche Körper wie eine Maschine behandelt und demzufolge die Zuständigkeit für die Abläufe des Organismus sowie die krankheitsbedingten Störungen an Experten übertragen wird? Folgt der Arzt diesem Denken, liegt die Verantwortung über den Heilungsprozess in seinen Händen, was hier eine Zementierung der (evtl. wohlbekannten) Passivrolle des Migranten bedeutet. Er wird dadurch maßgeblich in seiner inneren Autonomie geschwächt, was nicht nur für den Heilungsprozess nachteilig ist, sondern darüber hinaus psychosozial negative Konsequenzen hat.

Oder folgt er einem systemischen, biopsychosozialen Paradigma, in dem der Mensch die Verantwortung zur Erhaltung der eigenen Gesundheit ganz maßgeblich in den eigenen Händen hält? Die Beziehungsgestaltung im Dialog wechselseitigen Respekts ist der Garant für eine gelingende Beratung und Therapie. Der Arzt sieht sich hier in der Rolle des Ermöglichers, respektiert das Anderssein seines Gegenübers und etabliert ein Klima des Wohlwollens. Wohlwollen generiert Wohlfühlen. So ermöglicht er die Entwicklung innerer Autonomie des Migranten, vertraut ihm und stärkt ihn somit in seinem Selbst. Dass eine Selbststärkung in andere Lebensbereiche hinein positiv wirkt, liegt auf der Hand. Somit hat der Arzt durch einen Dialog auf Augenhöhe die Chance, bei seinen Patienten, die sich durch die Erfahrung der Migration in ihrer inneren Autonomie und ihrem Selbstwertgefühl geschwächt sehen, einen stärkenden, emanzipatorischen Prozess anzustoßen.

5. Familien als Flüchtlinge

Der biographische Werdegang der MMH und der Nachgezogenen aus den Herkunftsländern nach Deutschland hat wichtigen Einfluss (Spannungsfeld zwischen Tradition, Religion und Moderne) auf deren Gesundheit. Das Thema stellt den Zusammenhalt und Schutz der Familie in der Fremde vor eine große Zerreißprobe und kann zu massiven Verunsicherungen führen. Kaum sind die Menschen als Familie in Deutschland, stehen die ankommenden Menschen einem Kulturschock gegenüber. Dies betrifft vor allem diejenigen Migranten, die aus ländlich-konservativen Regionen durch Familiennachzug oder Heiraten hierherkommen.

Die Erfahrungen in Deutschland, dass Kinder ihren Eltern und den Lehrern widersprechen, müssen erst verarbeitet und erlernt werden. Frauen, die als Polizistinnen Männer zurechtweisen, stellen häufig eigene Geschlechterrollen auf den Prüfstand. Denn Lehrer, ältere Menschen und Ärzte sind in den Herkunftsländern Respektspersonen und genießen eine hohe Autorität. Dass die Väter mit den Kindern spielen, ist gerade in den arabischen Ländern kaum vorgesehen, was hier als Vernachlässigung der Kinder angesehen wird.

Dass das Gesetz hier über dem Elternrecht steht und das Schlagen der Kinder unter Strafe steht, muss erst gelehrt werden. Aufklärung der Eltern steht im Mittelpunkt einer nachhaltigen Integration. Alte Wertvorstellungen aus den Herkunftsländern müssen thematisiert, neu aufgearbeitet und kritisch hinterfragt werden. Eltern wollen das Beste für ihre Kinder, umsorgen sie umfassend, übernehmen für alles die Verantwortung, packen die Kinder in Watte und formen so deren spätere Erwartungen an die sorgende und versorgende Gesellschaft. Deshalb erwarten diese Kinder dann automatisch Hilfe von außen und bleiben in alten passiven Rollen zurück. Daher sollte man bei den Kindern und Jugendlichen in den Bildungsstätten die Autonomie und Selbstwirksamkeit fördern und intensiv begleiten.

5.1 Migration, Sozialstatus, Bildung und Gesundheit

Das Thema Bildung erhält eine besondere Aufmerksamkeit, da diese einen maßgeblichen Einflussfaktor für den Gesundheitszustand darstellt. Zwischen Bildung und Gesundheit scheint erst einmal kaum ein Zusammenhang zu bestehen, bis man die Beziehungen in einem größeren Rahmen betrachtet: Der Zusammenhang zwischen Migration und Gesundheit wurde bereits näher beschrieben. Am Ende dieses Kapitels (III) wird beim Thema »Armut und Gesundheit« auf die Beziehung zwischen dem sozialen Status und der Gesundheit näher eingegangen. Die Beziehung zwischen sozialem Status und Gesundheit betrifft alle Menschen; der spezielle Status der MMH verstärkt diesen Effekt. Zusätzlich kann man feststellen, dass der Migrationsstatus selbst bestimmte Faktoren direkt beeinflusst.

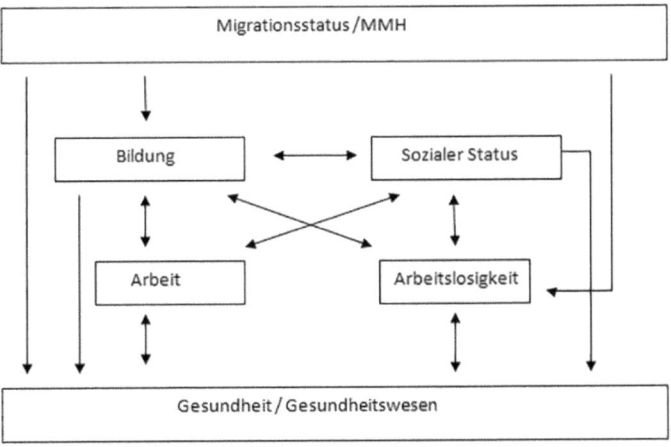

Abb. 8: Zusammenhänge zwischen Migrationsstatus, Bildung und Gesundheit; Quelle: Autor

Die Beziehung zwischen Bildung und sozialem Status ist in Deutschland am bekanntesten: »Lerne was, dann kannst du was! Kannst du was, dann bist du was!« Gerade deshalb muss die Chancengleichheit in unserem Bildungswesen für die sozial Benachteiligten einen festen Platz haben. Die Beziehung zwischen den Einflussfaktoren ist oft wechselseitig. Neben fehlenden finanziellen Mitteln für die Förderung der Kinder bei Schulproblemen oder für anregende Tätigkeiten in der Freizeit kann auch das Lernumfeld negative Auswirkungen auf die Leistungen haben. Ungenügende Leistungen in der Schule wiederum bedeuten, dass unter Umständen gar kein Schulabschluss erlangt wird, was die Chancen auf dem Ausbildungsmarkt deutlich verschlechtert. Die Chancen, über die Arbeit einen höheren sozialen Status zu erreichen, sind gering. Umgekehrt bedeutet ein hoher sozialer Status des Elternhauses auch bessere Bildungsmöglichkeiten und Gesundheit für die Kinder. Wer arbeitet, leistet einen Beitrag zur Finanzierung des Gesundheitswesens. Abhängig von der Art der Arbeit (Schwere, Intensität, Arbeitszeit) sind die Menschen unterschiedlichen gesundheitlichen Risiken ausgesetzt (Arbeitsunfälle, Berufskrankheiten, Stress).

Das Gesundheitswesen hat mit seinen Institutionen (ambulante und stationäre Behandlung, Rehabilitation) die Aufgabe, die Gesundheit zu bewahren (Prävention) oder wiederherzustellen. Generell bestehen Zugangsbarrieren zum Gesundheitswesen, die ihre Ursachen im Bildungsstand der Menschen haben: sprachliche Kompetenzen, die Fähigkeit sich zu informieren bzw. Informationen zu verstehen und Lesefähigkeit. Informationsmaterial kann nur verstanden werden, wenn man lesen kann und die Sprache beherrscht, in der es geschrieben wurde. Einerseits hat somit das Gesundheitswesen die Pflicht, den Menschen in angemessener Form Informationen bereitzustellen, andererseits hat jeder Mensch auch eine Selbstverantwortung und damit die Pflicht, sich zu informieren. Menschen, die Deutsch nicht als Muttersprache sprechen, sind bei der Informationsbeschaffung zusätzlich benachteiligt, selbst wenn sie sich informieren möchten.

Migrationsstatus und Bildung
Neben dem häufig niedrigeren sozialen Status von MMH mit allen negativen Effekten auf die Bildung kommen noch migrationsspezifische

Probleme hinzu. Die Sprache spielt im Bildungswesen eine große Rolle, wenn sie nicht die Muttersprache ist. Selbst wenn die Kinder in Deutschland geboren und aufgewachsen sind, aber im Elternhaus überwiegend eine andere Sprache gesprochen wird, kann man negative Effekte auf die Leistungen in der Schule nachweisen. Überdurchschnittlich viele Kinder mit Migrationshintergrund schaffen keinen Schulabschluss oder haben nur einen Hauptschulabschluss. 2007 verließen 17 % der Migrantenkinder die Schule ohne Abschluss; im Vergleich dazu waren es 7 % Einheimische.

42 % erwarben einen Hauptschulabschluss, bei den Einheimischen waren es 23 %, die anderen erwarben einen höheren Abschluss. Die Bildungschancen sind auch von familienspezifischen Faktoren abhängig, wie Verweildauer in Deutschland, Integrationsbereitschaft und Rückkehrabsichten.

Eine Studie des Berlin-Instituts für Bevölkerung und Entwicklung hat festgestellt, dass der Ausbildungsgrad der Einwanderer im Durchschnitt der Jahre 2005 bis 2010 höher war als der der Einheimischen. So kamen in diesem Zeitraum 35 % Akademiker nach Deutschland, bei den Einheimischen lag die Quote bei 20 %.[88]

Die Anerkennung von im Heimatland erworbenen Qualifikationen ist allerdings oft mit Prüfungen verbunden. So kommt es häufig vor, dass in ihrer Heimat hochqualifizierte Menschen in Deutschland nur schlecht bezahlte Arbeit mit dem damit verbundenen niedrigen sozialen Status ausüben. Hier bleiben viele Fähigkeiten und Fertigkeiten ungenutzt.

Insgesamt ist die Datenlage in Bezug auf die Qualifikation der Einwanderer mangelhaft. Die OECD hat begonnen, Daten über die geschlechterspezifische Abwanderung von qualifizierten Arbeitskräften ins Ausland (Braindrain) zu sammeln. Dabei zeigt sich, dass die zugewanderten Frauen oft eine gute Ausbildung mitbringen, wobei die einzelnen Zuwanderungsländer recht unterschiedliche Werte zeigen.[89]

---

88 Rasche, 2014 (online: 4.6.2017).
89 Kofman & Raghuram, 2009 (online: 4.6.2017).

Auch wenn für Deutschland nicht genügend Datenmaterial zugrunde liegt, sollte man nicht davon ausgehen, dass Frauen, die aufgrund der Familienzusammenführung nach Deutschland kommen, überwiegend geringe Qualifikationen mitbringen. Inzwischen engagieren sich bundesweit viele Organisationen und Institute im Bereich der Migration/Integration/Bildung, wie z. B. das INBI.[90] Im Rahmen der Projekte betreut das INBI seit Jahren viele sozial Benachteiligte, sowohl Jugendliche als auch Erwachsene mit und ohne Migrationshintergrund, die häufig jahrelang keine bzw. keine passende Förderung erhalten haben. Es ist sehr wichtig, dass für diese Zielgruppe langfristig angelegte und zielgruppenadäquate Projekte entwickelt und angeboten werden, denn nur so kann auch ein nachhaltiger Erfolg erzielt werden. Insbesondere Menschen mit Migrationshintergrund oder Fluchtgeschichte werden im Alltag vor spezifische Herausforderungen und Hürden gestellt (Sprache, Unsicherheit bei bürokratischen Aufgaben, Umgang mit Umbruchsituationen, Wohnungssituation, finanzielle Unsicherheit/Probleme, persönliche Probleme, beispielsweise der Umgang mit Traumata, Gefühle von Einsamkeit, Heimweh, Verlust u. v. m.). Diese Faktoren haben auch Einfluss auf die physische und psychische Gesundheit der Menschen. Auch Arbeitslosigkeit kann einen Faktor für gesundheitliche Probleme darstellen. Im Rahmen der Arbeit des INBI ist häufig zu beobachten, dass sich der gesundheitliche Zustand verbessert, wenn jemand eine Ausbildung oder eine Beschäftigung aufgenommen hat. Wenn man Menschen eine Chance gibt und sie positive Erfahrungen im Rahmen der Gesellschaft machen können, verbessert sich auch ihre Gesundheit. Auch die Sprachförderung ist Teil der Arbeit des INBI. So können beispielsweise gut qualifizierte Menschen mit Fluchtgeschichte dabei unterstützt werden, ausbildungsadäquat in den Arbeitsmarkt integriert zu werden. Geflüchtete bringen viele Kompetenzen und Qualifikationen mit, die dem deutschen Arbeitsmarkt zugutekommen können, wenn die Sprache richtig erlernt wird. Je besser die Sprache

---

90   INBI, 2017.

beherrscht wird, desto schneller kann eine Integration beispielsweise in den Arbeitsmarkt gelingen.

Ein Beispiel für eine erfolgreiche Integration in den Arbeitsmarkt ist Frau K. Sie wurde durch das INBI in eine Ausbildung als medizinische Fachangestellte in eine Mainzer Frauenarztpraxis vermittelt. Frau K. wurde in einer berufsvorbereitenden Maßnahme in vielerlei Hinsicht durch das INBI unterstützt. So hatte sie zum einen aufgrund ihres Migrationshintergrundes, aber auch durch eine schwierige familiäre Situation und wegen der Sprachbarriere verschiedene Probleme im persönlichen Bereich sowie mit bürokratischen Anforderungen. Das INBI hat sie bei diesen Problemen unterstützt, beispielsweise durch Unterricht in Deutsch, Mathematik, EDV und Allgemeinbildung, sowie durch sozialpädagogische Betreuung und individuelle Unterstützung bei bürokratischen Anträgen und Dokumenten, unter anderem auch bei der Anerkennung ihrer Zeugnisse. Dadurch trug das INBI dazu bei, die Herausforderungen, vor denen Frau K. stand, gemeinsam mit ihr zu bewältigen und Hemmnisse für eine Ausbildung abzubauen. So konnte Frau K. durch das INBI in ein Praktikum vermittelt werden, in dem sie berufliche Erfahrungen sammeln konnte und ihr Interesse am medizinischen Bereich entdeckte.

An ihrem Ausbildungsplatz konnte sie ihre Sprachkenntnisse in Russisch und Japanisch, ihre interkulturelle Kompetenz und ihre eigenen Erfahrungen im Umgang mit Umbruchsituationen und Herausforderungen im interkulturellen Kontext in der Arbeit mit den Patienten einbringen. Dies sind Kompetenzen, die in einer multikulturellen Gesellschaft entscheidend sind, insbesondere auch im Gesundheitssektor, da das Thema Gesundheit für alle Menschen von Belang ist. So ist sie darüber hinaus ein Beispiel für die interkulturelle Öffnung im Gesundheitsbereich, da durch Fachkräfte mit interkultureller Kompetenz auch Menschen mit Migrationshintergrund adäquat betreut werden können. Frau K. wird auch weiterhin durch das INBI betreut und unterstützt.

An diesem Beispiel wird deutlich, wie die Themen Bildung und Integration, wie sie Frau K. durch die Arbeit des INBI erfahren hat, schließlich zu erweiterten Kompetenzen im medizinischen Bereich beitragen und damit der Gesundheit von Menschen zugutekommen können. Frau K. ist dabei nur ein Beispiel von vielen Hundert Menschen, die vom INBI begleitet, betreut und qualifiziert wurden, um ihnen eine Chance auf dem Arbeitsmarkt zu ermöglichen.

Eine Untersuchung der OECD über junge MMH auf dem Arbeitsmarkt hat ergeben, dass diese Gruppe trotz gleichwertiger Qualifikationen geringere Chancen hat.[91] Auch hier kann, schon bei der Bewerberauswahl (ausländischer Name, fremdes Aussehen), eine mehr oder weniger bewusste Diskriminierung durch die Arbeitgeber erfolgen.

Arbeitslosigkeit und Gesundheit
Arbeitslosigkeit stellt ein Risiko für die Gesundheit der Betroffenen dar.[92] Als arbeitslos gilt eine Person, die nicht erwerbstätig ist, aber dem Arbeitsmarkt zur Verfügung steht und Arbeit sucht. Von Langzeitarbeitslosen spricht man, wenn die Arbeitslosigkeit mindestens ein Jahr dauert. Die Arbeitslosigkeit wird individuell unterschiedlich bewältigt, wobei unter anderem das Alter, die Bildung, die soziale Unterstützung und das eigene Gesundheitsverhalten eine Rolle spielen. Anhand von Studien hat man festgestellt, dass Langzeitarbeitslose besonders stark von gesundheitlichen Problemen betroffen sind. Bei den somatischen Erkrankungen findet man z. B. Adipositas, koronare Herzerkrankungen, Magen-Darm-Beschwerden und Leberleiden. Diese Erkrankungen sind auch auf ein verändertes Gesundheitsverhalten zurückzuführen, wie vermehrten Konsum von Alkohol, Nikotin und Drogen, sowie Fehlernährung. Neben den Erkrankungen hat die Arbeitslosigkeit auch Auswirkungen auf das Sozialleben: Soziale Kontakte gehen verloren, finanzielle Probleme und familiäre Konflikte können entstehen. Je länger die Arbeitslosigkeit dauert, desto häufiger treten auch psychische Probleme (Depression) und psychosomatische Beschwerden

---

91 FOCUS Online, 2009 (online: 23.5.2017).
92 Weber et al., 2007.

(u. a. Kopfschmerzen, Schlafstörungen, Reizbarkeit) auf. Der Zusammenhang zwischen Arbeitslosigkeit und Gesundheit ist nachweisbar und sehr stark. Viele dieser Menschen werden in den Arztpraxen angetroffen.

Zusammenfassend kann man feststellen, dass MMH im Bereich Bildung, Ausbildung und Arbeitsplatz nachweisbar schlechtere Chancen haben. Diese verstärken die negativen Folgen von Arbeitslosigkeit und sozialem Status, die generell zu vermehrten gesundheitlichen Problemen führen. Das Gesundheitswesen stellt in diesem Zusammenhang ein Auffangbecken für die sozialen Probleme der Menschen dar. Damit sind große finanzielle Belastungen verbunden, und man sollte sich fragen, ob man nicht mehr Gelder einsetzen will, um die Ursachen zu bekämpfen anstatt die Folgen zu kurieren.

6. Armut und Gesundheit, Medizin der wohnungslosen Menschen

Dieses Thema beschäftigt zunehmend nicht nur uns MMH, sondern ist eine gesamtgesellschaftliche Fragestellung.

Armut ist die schlimmste Form von Gewalt.
M. GANDHI

Armut und Gesundheit haben einen kausalen Zusammenhang. Wer arm geboren wird, hat weniger Aussichten auf eine gute Bildung und somit auch auf eine gute Gesundheitsversorgung. In kaum einem anderen Land ist dieses Problem so stark erkennbar wie in Deutschland. Hinzu kommen jetzt die Flüchtlinge, die bei der Erstaufnahme einem Gesundheitscheck unterzogen und geimpft werden, aber im weiteren Verlauf ihres Aufenthaltes nur einen Anspruch auf Akutbehandlung haben und an keinen präventiven Maßnahmen teilnehmen können. Während bei jedem Auto die Inspektion zum Pflichtprogramm zählt, gehen viele Menschen nicht sehr sorgsam mit ihrer Gesundheit um; die einen, weil ihnen oft die Mittel fehlen, die anderen, weil ihnen die Bereitschaft fehlt. Erst wenn unser Körper Alarmsignale sendet, wird gehandelt. Bei denen, die nicht mal eine Krankenversicherung haben, ist eine regelmäßige Versorgung nicht vorhanden.

Politisch hat sich bei der Behandlung von wohnungslosen Menschen bzw. Menschen ohne Krankenversicherung in den letzten Jahren einiges getan. In Schleswig-Holstein wurde der anonyme Krankenschein für Menschen ohne Papiere eingeführt (auch bei schwerer Krankheit werden sonst Ärzte vermieden, da Patienten ohne Ausweispapiere stets mit einer Abschiebung rechnen müssen). In Niedersachsen hat die Landesregierung in Göttingen und Hannover den anonymen Krankenschein als Modellprojekt 2016 für drei Jahre eingeführt. Dies soll unter anderem auch die medizinische Versorgung von Flüchtlingen verbessern. Die flächendeckende Einführung einer Gesundheitskarte für anerkannte Asylbewerber, wie schon erfolgreich in Hamburg und Bremen praktiziert, wird auf Bundesebene immer noch diskutiert. Nordrhein-Westfalen und Rheinland-Pfalz beabsichtigten zuletzt die Gesundheitskarte einzuführen. In beiden Bundesländern dürfen die Kommunen die Gesundheitskarte einführen, aber in der Fläche wird wegen der v. a. hohen Verwaltungskosten zögerlich gehandelt. In einigen Kommunen in Nordrhein-Westfallen ist die Karte schon eingeführt.

Ein weiterer großer Schritt wäre konsequenterweise die Einführung der Gesundheitskarte für Flüchtlinge direkt bei der Registrierung. Hierdurch würde sich das Verfahren in der Gesundheitsversorgung vereinfachen und auch günstiger gestalten, da durch schnellen Zugriff auf Informationen Bürokratie reduziert und Doppelbehandlungen vermieden werden können. In Deutschland gibt es viele Organisationen, die sich um die Behandlung von armen Menschen, u. a. auch von Wohnungslosen, kümmern. Der Verein Armut und Gesundheit in Deutschland e. V. (www.armut-gesundheit.de) beispielsweise finanziert sich ausschließlich über private Spendengelder und Preisgelder von Vereinen und Organisationen. Lebenserwartungsunterschied zwischen dem reichsten und ärmsten Viertel der Bevölkerung: bei Frauen ca. 8 Jahre und bei Männern ca. 12 Jahre!

31 % der von Armut Betroffenen erreicht nicht das 65. Lebensjahr! Der Trend nimmt zu, Arme sterben früher, so Vereinsgründer Gerhard Trabert.

These
Armut soll nicht bloß als Mangel an Ressourcen verstanden werden. Armut geht zusätzlich mit einem Mangel an Freiheit einher, auf eine Weise zu leben, für die sich Menschen mit guten Gründen entscheiden.[93] Capabilities sind Befähigungen, Verwirklichungschancen, Fähigkeiten, bestimmte Lebensentwürfe zu verwirklichen. Stéphan Hessel schließt in seinem Buch *Empört Euch!* mit den Worten: »Neues schaffen heißt Widerstand leisten. Widerstand leisten heißt Neues schaffen.«

> *Arm an Beutel, krank am Herzen. Wichtig zu wissen:*
> *Das letzte Hemd hat keine Taschen.*
> JOHANN WOLFGANG VON GOETHE (1749–1832), DEUTSCHER DICHTER

6.1 Menschen ohne Papiere, Ambulanz ohne Grenzen, Mainz

In Deutschland herrscht auf politischer, rechtlicher und gesellschaftlicher Ebene ein klares Bekenntnis zu dem Recht eines jeden auf ein menschenwürdiges Leben. In unserem Grundgesetz heißt es im ersten Artikel: »Die Würde des Menschen ist unantastbar. Sie zu achten und zu schützen ist Verpflichtung aller staatlichen Gewalt.« Hierzu zählen alle Menschen, gemeint ist also auch die Würde von Migranten ohne Aufenthaltsstatus oder Krankenversicherung.

In Hinblick auf die medizinische Versorgung sind in Deutschland in einem eigenen Gesetz Asylbewerber und Menschen ohne Aufenthaltsstatus leistungsberechtigt. Ärzte legen bei ihrer Approbation ein Gelübde ab:

---

93 Trabert, 2017.

»Ich werde mich bei der Ausübung meiner ärztlichen Pflichten meinen Patienten gegenüber nicht beeinflussen lassen durch Alter, Krankheit oder Behinderung, Konfession, ethnische Herkunft, Geschlecht, Staatsangehörigkeit, politische Zugehörigkeit, Rasse, sexuelle Orientierung oder soziale Stellung.« Trotz dieser Bekenntnisse zu einer Gleichstellung eines jeden Menschen in seinen elementaren Grundbedürfnissen besteht in Deutschland eine ernstzunehmende medizinische Versorgungslücke für zwei Gruppen von Ausländern: erstens für die Menschen, die keinen legalen Aufenthaltsstatus besitzen, und zweitens für die eingewanderten mittellosen EU-Bürger ohne Krankenversicherung.

Die Frage, ob der Staat seiner medizinischen Versorgungspflicht nachkommt und welche Auswirkungen das auf die betroffenen Migranten und unser Gesundheitssystem hat, muss mit allen Beteiligten zeitnah diskutiert und hieraus müssen Handlungsempfehlungen abgeleitet werden.

Ein gutes Beispiel ist hier die Landesregierung Schleswig-Holsteins, die für die Behandlung von Menschen ohne Papiere Geld in den Landeshaushalt eingestellt hatte. Die niedersächsische Landesregierung wird in zwei Pilotprojekten in Göttingen und Hannover den anonymen Krankenschein für Menschen ohne Papiere erproben. Dies ist vor allem auch wichtig für die Versorgung von Flüchtlingen. Das Gesamtvolumen des Projektes von jährlich 500.000 Euro soll aus dem Haushalt des Gesundheitsministeriums gezahlt werden. Nach den neuesten Schätzungen der Polizeilichen Kriminalstatistik lebten im Jahr 2009 in Deutschland zwischen 140.000 und 340.000 Menschen ohne legalen Aufenthaltsstatus.[94]

---

94 ebd.

Fallbeispiele

Ein Tag in der Praxis von Marianne Luckner, Zahnärztin in Ober-Olm – ein Tag in der Ambulanz ohne Grenzen

Es ist Mittwoch, 14 Uhr. Wir fahren mit meiner fleißigen Azubi aus der Praxis in die Zitadelle nach Mainz, in die Ambulanz des Vereins Armut und Gesundheit in Deutschland. Sie ist heute eingesprungen, da unsere ZFA, die mich von Anfang an in der Ambulanz sehr engagiert begleitet hat, leider krank ist. Wir hatten den ganzen Vormittag gut zu tun und sind mal wieder ganz schön spät dran. Unsere »Rezeptionsdame« und Organisationsgenie der Ambulanz hatte uns schon neun Patienten für den Nachmittag angekündigt, damit wir das noch eventuell nötige Instrumentarium und Material aus der Praxis mitbringen können.

Das Wartezimmer ist voll, zum Glück kommen viele Patienten zum Kinderarzt, der gleichzeitig Sprechstunde hat, sich rührend um die Kinder und ihre Eltern kümmert und die nötigen Untersuchungen und Impfungen durchführt.

Die erste Patientin kommt aus Bulgarien.
Vorige Woche hatte ihr mein Kollege aus Hessen zwei Zähne entfernt. Sie war schmerzfrei und möchte nun weiter behandelt werden. Sie erklärt mir in gebrochenem Deutsch, dass sie Arbeit gefunden hat und sich nicht traut, zu sprechen oder zu lachen, da ihre Frontzähne so schwarz sind. »Bitte nix weg«, sagt sie. »Nein, nein, nur Reparatur.« Ich mache ihr zwei Kunststofffüllungen und muss mich auf ihre Körpersprache einstellen, wo Kopfschütteln »Ja« und Nicken »Nein« heißt. Inzwischen sind auch die nächsten Patienten da – alle acht gleichzeitig, obwohl sie versetzte Termine haben. Wir machen das Zimmer wieder sauber und ich bewundere mal wieder, wie die Dame an der Rezeption es schafft, mit ihrer lieben, aber resoluten Art das Wartezimmer in den Griff zu kriegen.

Die nächste Patientin, Frau A., eine ältere Frau aus Syrien, kommt ganz hektisch in ihrer schwarzen Burka und zeigt mir mit schwungvoller Gestik, dass sie ihre Zähne haben will. Nun sei alles okay. Ich hatte ihr, nachdem die nötigen Extraktionen vorgenommen worden waren, in unserem Labor eine Ober- und eine Unterkieferprothese anfertigen lassen. Zum letzten Termin hatte sich eine der Extraktionswunden entzündet, und ich hatte meine Mühe, der alten Frau, trotz übersetzendem Sohn, klarzumachen, dass ein Abszess zu behandeln ist. Sie wollte nichts davon hören und ging, wie sie kam. Der Sohn entschuldigte sich, ich erklärte ihm, dass das wichtig sei, gab ihm zumindest das Antibiotikum mit und bat ihn, sich in meiner Praxis zu melden, falls es schlimmer würde.

Heute waren wir wieder Freunde. Ich setzte ihr die beiden Prothesen ein, sie sprang auf, umarmte mich, klopfte mir auf den Arm und sagte etwas auf Arabisch. Dann umarmte sie die Azubi noch drei Mal und sagte: »Gut, gut, gut.« Mann und Sohn (diesmal ein jüngerer, der noch nicht Deutsch spricht) waren mit ins Behandlungszimmer gekommen (manchmal sind unsere ca. 12 m2 ganz schön eng). Der Mann riss seine beiden Interimsprothesen aus dem Mund und machte mir Zeichen, dass sie auf den Boden fallen. Ehe ich mich umsah, saß er auf dem Behandlungsstuhl. Die Azubi machte ihm klar, dass er sie erst saubermachen möchte.

Die Rezeptionshelferin steckte den Kopf zur Tür herein und sagte trocken: »Ich wollte nur sagen, die Herrschaften hatten keinen Termin.« »Okay, nicht schlimm. Ich mach nur die Prothesen fester.« Ich aktiviere die Klammern und erkläre ihm, dass er Geduld haben muss, da sich der Kieferkamm nach mehreren Extraktionen noch sehr verändert. Vorübergehend könne er sich mit Haftcreme behelfen, die ich ihm mitgebe, später könnten wir eine Unterfütterung durchführen. Das alles spreche ich klar und deutlich in sein Handy, was das Ganze auf Arabisch übersetzt. Der alte Mann ist aufgeklärt und zufrieden und bekommt einen weiteren Termin. Wie einfach doch Kommunikation möglich ist!

Der dabeistehende Sohn sagt mir ganz trocken seinen Vornamen. »Ja?« Er zeigt, dass er auch Zähne braucht. Hm. »Haben Sie Schmerzen?«

»Nein.« »Dann werden wir wohl einen neuen Termin vereinbaren müssen, sonst stehen die Leute gleich auf der Straße.«

Die nächsten drei Patienten, eine Roma-Familie aus Rumänien
Sie haben alle einen Termin, für ganz unterschiedliche Behandlungen. Sie sind froh, zusammen einen Termin bekommen zu haben, und berichten mir ganz stolz, was sie alles Neues für ihre Zahnpflege gemacht haben. Ich stelle mit Erstaunen fest, dass es tatsächlich wesentlich besser aussieht als anfangs. (Hut ab für jemanden ohne Dach über dem Kopf, der tagtäglich eine ganze Strategie entwickeln muss, um sich überhaupt mal waschen zu können.)
Die Fünfjährige sitzt ganz stolz im Behandlungsstuhl. Wir machen ihr eine Füllung, und sie verfolgt neugierig im Spiegel jede Bewegung. Sie will alles wissen und später auch Zahnärztin werden. »Bekomme ich heute noch mal so eine schöne Zahnpaste?« »Klar doch, heute habe ich sogar einen Max-Schrubbel-Becher für dich.« Die Extraktion beim Vater verlegen wir auf später, da um 17 Uhr in der Tafel Essensausgabe ist. So kann er vorher etwas essen und danach seine Wunde schonen. Der nächste Patient hat nicht länger warten wollen, dafür kamen zwei andere Schmerzpatienten.

Ein junger Mann aus Somalia
kommt mit seinem Deutsch sprechenden Betreuer. Wir müssen einen Zahn trepanieren. Eine Wurzelbehandlung ist vorgesehen. Leider gibt es für die weitere Behandlung ein Problem mit unserer Mittwoch-Sprechstunde. Wir einigen uns, dass wir in der Praxis weiterbehandeln, um ihm die Anreise zu erleichtern und zügiger weiterzukommen.

Eine Junge Frau aus Rumänien
Hübsch und adrett. Ich freue mich, sie wiederzusehen, aber auf die Frage nach ihrem Befinden bricht sie in Tränen aus und schüttet mir ihr Herz aus. Gutgläubig sei sie ihrem Partner nach Deutschland gefolgt und hat alles für ihn getan. Als Opfer einer Verkettung von Täuschung, Vertrauensmissbrauch,

Alkoholismus und körperlicher Gewalt landete sie erst auf der Straße. Beim letzten Mal kam sie mit einem Brillenhämatom und Verdacht auf Jochbeinbruch. Sie sagte, sie kehre trotzdem zum Partner zurück, da es immer noch besser sei, als auf der Straße zu leben. Nun fehlt ihr nach erneuter Misshandlung ein Frontzahn. Die Lücke wurde in der Ambulanz mit einem Interimsersatz versorgt. Dank unserer Sozialarbeiterin (ein wahrer Engel für alle hier) und der Unterstützung unseres so gefragten Psychologen hat sie eine neue Unterkunft und Schutz bekommen und fühlt sich nun in Sicherheit. Sie drückt meine Hand und sagt: »Es tut so gut, dass mir jemand zuhört und ich in meiner Sprache sprechen kann.« (Ich stamme aus Siebenbürgen und bin der Sprache noch mächtig.) Ich richte ihr den Zahnersatz und wünsche ihr alles Gute. Wir haben alle drei Tränen in den Augen.

Es folgt eine Zahnfleischbehandlung bei einer *bulgarischen Patientin*. Auch hier bin ich begeistert, wie gut die Mundhygiene inzwischen geworden ist, obwohl die Aufklärung auch nur »mit Händen und Füßen« funktionierte.

Ein Asylbewerber aus Serbien
hat einen trepanierten Zahn, eine begonnene Wurzelbehandlung, für die er nicht wieder in die behandelnde Praxis zurückgehen konnte, da er vom Sozialamt keinen neuen Berechtigungsschein hatte, und den bekam er dort nicht, da er nun schmerzfrei war. Ein Opfer der neuen Bürokratie. Tja, ich versorge ihm den Zahn und suche für die nötige Weiterbehandlung in unserer Liste der Kollegen, die sich bereit erklärt haben mitzuhelfen, einen, der für den Patienten ohne großen Zeit- und finanziellen Aufwand gut zu erreichen ist.

Die nächste Patientin ist ein neunjähriges Mädchen aus Afghanistan.
Heiter und aufgeschlossen erzählt sie mir in einem fast akzentfreien Deutsch, welcher Zahn ihr in welcher Situation wehtut. Wir machen eine Füllung, und ich lobe nicht nur ihre Tapferkeit, sondern auch ihre Sprache. Sie ist erst seit drei Monaten in Deutschland, hat aber schon viele Freundinnen und lernt

jeden Abend dazu, weil sie viele Bücher geschenkt bekommen hat. »Ich übe mit meinem Papa, der kann das noch nicht so gut.«

Es folgt eine Neuaufnahme. Nicht nur multiple Karies, sondern multiple Abszesse, die alle sehr zeitnah und zügig behandelt werden sollten. Diesmal haben wir kein Sprachproblem, sondern der Patient ist nicht mobil und sollte auch aufgrund seiner Anamnese und seines sozialen Status unter Beobachtung behandelt werden. Ich erkläre ihm dies und überweise ihn zur Weiterbehandlung in die Uniklinik, die sich bereit erklärt hatte, uns in solchen Fällen zu helfen, egal, ob der Patient versichert ist oder nicht.

Nun kommt noch die verschobene Extraktion, und dann ist Feierabend. Wir machen das Zimmer sauber, versorgen die Geräte, packen die benutzten Instrumente in die Wannen zum Mitnehmen (die werden in der Praxis vorschriftsgerecht aufbereitet und dem nächsten Team zur Verfügung gestellt). Ein letzter Akt ist »Wunschliste ergänzen«. Da unsere Arbeit durch Spenden ermöglicht wird, verteilen wir diese bei jeder Gelegenheit an Kollegen, Firmenvertreter und weitere Gönner.

Die Ambulanz ohne Grenzen an der Zitadelle Mainz ist eine von Dr. Gerhard Trabert initiierte Einrichtung des Vereines Armut und Gesundheit in Deutschland e. V. Sie wurde 2013 gegründet, um die ärztliche Versorgung bedürftiger Menschen ohne Krankenversicherung sicherzustellen. Inzwischen arbeiten mehr als zwanzig Ärzte und medizinisches Personal unterschiedlichster Fachrichtung, Tendenz steigend, ehrenamtlich in fester Sprechstunde für die Ambulanz, darunter sieben Zahnärzte. Zahlreiche Kollegen haben sich bereit erklärt, weitere Behandlungen ehrenamtlich in ihren Praxen durchzuführen.

Schuluntersuchung der Erstklässler, siebenjähriges Mädchen aus Ungarn
Schüchtern, ängstlich, Tränen in den Augen. Sie spricht noch kein Wort Deutsch, scheint aber etwas zu verstehen. Ich versuche mit ein paar einzelnen ungarischen Wörtern und Zahlen anzudeuten, dass ich weiß, welche Sprache sie spricht. Sie macht ganz große Augen und fängt an, ganz schnell und aufgeregt mit mir Ungarisch zu sprechen. »Stopp, Stopp!« Ich erkläre

ihr, dass ich gerade bis zehn zählen kann und nur »Guten Tag«, »Auf Wiedersehen«, »klein«, »groß« etc. kann und bitte sie, mir zu sagen, wie die Dinge, auf die ich deute, auf Ungarisch heißen. Einige Minuten später sind wir beste Freundinnen. Sie sitzt auf meinem Schoß, und ich darf sogar in Ruhe nach ihren Zähnen schauen.

Bosnische Patientin – älterer UK-Abszess links, massive Schwellung, sichtbar schmerzhaft
Patientin kommt in Begleitung ihres Mannes und eines Sohnes (ca. zehn Jahre alt). Der Mann sagt zu mir: »Frau Schmerzen, du machen Zahn raus.« Er tänzelt nervös um den Behandlungsstuhl herum und folgt meiner Aufforderung, sich zu setzen, nicht.

Ich bitte die Patientin, das Kopftuch etwas zu lockern, um die Schwellung besser beurteilen zu können. Sie schaut mich verängstigt an, und der Mann verbietet es ihr. »Geht nicht! Du machen so!« Ich erkläre dem Sohn, dass ich das aber für nötig halte. Außerdem müsste ich die Mutter auch betäuben. Er übersetzt. Die Mutter nickt. Beim Anblick der Spritze wird der Vater kreideweiß und setzt sich endlich freiwillig hin. Ich erkläre dem Sohn, dass es sich um einen Abszess handelt und ich den aufschneiden muss. Er übersetzt. Die Mutter nickt. Der Vater wirkt deutlich angespannt. Ehe ich mich umdrehe, kollabiert er. Es gelingt uns sehr schnell, ihn zu stabilisieren. Mit einem Glas Wasser und in Begleitung einer Helferin geht er nun ins Wartezimmer. Ich kann mich wieder meiner Patientin widmen, die geduldig ihren Schmerz erträgt. Ich greife zum Skalpell und will endlich loslegen. Ich bitte den Sohn, das Vorgehen zu übersetzen. Stille. Ich blicke zu ihm auf und kann ihn mir gerade noch schnappen und ins Wartezimmer befördern. »Entschuldigung! Ich kann kein Blut sehen.«

Nun sind wir mit der Patientin allein. Sie schaut sich um, vergewissert sich, dass keiner zusieht, nimmt ganz selbstverständlich das Kopftuch ab und lässt uns weiterbehandeln. Die Verabschiedung ist herzlich. Die beiden Männer, wie verwandelt, fast unterwürfig, behandeln uns, als wären wir Wunderheiler.

Diese Erfahrung hat mir viele Jahre in meinem Tun sehr geholfen. Ich wusste nun, dass sich ein muslimischer Mann von einer Frau nicht gerne etwas sagen lässt, dass ich von Anfang das Vertrauen der Familie gewinnen muss, meine Kompetenz unter Beweis stellen muss, aber die Frauen, wenn möglich, allein ins Behandlungszimmer bitte.

6.2 Zugangsbarrieren zum Gesundheitssystem

Generell gibt es verschiedene Formen von Barrieren, u. a. sprachliche, kulturelle, religiöse, ethische und schichtspezifische. Der Zugang zum deutschen Gesundheitswesen ist für alle Versicherten mit einer Aufenthaltserlaubnis von mehr als zwölf Monaten gleich. Diese Regelung hat zur Folge, dass bestimmte Personengruppen unter Umständen gar keinen Zugang haben. Darunter fallen z. B. so genannte »Illegale«, Opfer von Menschenhandel und ohne Rechtsgrundlage zugereiste Familienmitglieder. Doch selbst wenn ein voller Anspruch auf die Leistungen besteht, ist der Zugang für MMH häufig eingeschränkt. Indizien dafür sind die geringere Nutzung von Vorsorgeuntersuchungen und die häufigere Nutzung der Notfallambulanzen. Ebenso werden weniger Früherkennungsuntersuchungen für Kinder und ambulante Pflegedienste genutzt.

Gründe dafür liegen in der ungenügenden Kenntnis über das Gesundheitssystem und in Sprachbarrieren. Sprachkenntnisse sind von zentraler Bedeutung für die Kommunikation mit allen Vertretern des Gesundheitssystems (Krankenkassen, Ärzte, Pflegepersonal und Sprechstundenhilfen). Lesefähigkeit wird benötigt, um vorhandenes Informationsmaterial zu verstehen. Selbst wenn dieses in der Muttersprache des Patienten vorliegt, kann es ein Analphabet nicht lesen! Bei der Kommunikation werden oft Familienangehörige mitgebracht, die jedoch auch nicht immer über genügend Kenntnisse verfügen, um die Anweisungen des Arztes zu verstehen oder diese korrekt wiederzugeben. Teilweise übernehmen Angestellte oder eigene Schulkinder die Dolmetscherfunktion, was aber auch nicht immer zu befriedigenden Ergebnissen führt, von ethischen Fragestellungen dabei abgesehen.

Die Barriere auf kommunikativer Ebene zwischen Arzt und Patient kann jedoch nicht nur von mangelnden Sprachkenntnissen beeinflusst sein, sondern auch von kulturell bedingten Auffassungen, deren Erwartungen, von Krankheit, Gesundheit und vom Rollenverständnis, da auch die Krankheiten z. B. teilweise auf religiöse (»Strafe Gottes«) oder magische Ursachen (»böser Blick«) zurückgeführt werden können. Beschwerden werden bildhaft beschrieben (»Brennen im Kopf«), was zu Fehldiagnosen und Fehltherapien führen kann. Auch wird weibliches Personal nicht immer als Autoritätsperson akzeptiert, was die Kommunikation und Zusammenarbeit erschwert und damit den Therapieerfolg beeinträchtigen kann. Die Angst, seinen Arbeitsplatz zu verlieren oder abgeschoben zu werden, kann dazu führen, nicht oder zu spät ärztliche Hilfe in Anspruch zu nehmen.

Ein weiterer wichtiger Punkt ist oft die Unfreundlichkeit bis Fremdenfeindlichkeit, denen MMH in manchen Lebensbereichen begegnen können. Auch hier können entsprechende Erfahrungen im Gesundheitswesen dazu führen, dass die Leistungen weniger in Anspruch genommen werden. All diese Faktoren werden durch den Bildungsstand und den »sozialen Status«, aus denen Patienten mit Migrationshintergrund kommen, wesentlich mitbestimmt. Somit weist ein gut gebildeter MMH eher gute Sprachkenntnisse auf, kann sich leichter über die Angebote des Gesundheitswesens informieren und über seine gesundheitlichen Probleme mit dem Arzt und Pflegepersonal sprechen.

Asylbewerber/Flüchtlinge stellen eine besondere Gruppe dar. Sie haben erst nach 15 Monaten Aufenthalt in Deutschland die vollen Ansprüche. Bis dahin können sie erst nach der Genehmigung durch die zuständigen Behörden bzw. Flüchtlingseinrichtungen bei akuten Erkrankungen einen Arzt aufsuchen.

Diese Regelung wird zum einen aus ethischen Gründen kritisiert, zum anderen gibt es eine Studie der Universität Bielefeld, die Kostenersparnisse bis 20 % nachweist, wenn Asylsuchende sofort freien Zugang zum

Gesundheitswesen erhalten. Einige Bundesländer (Hamburg, Bremen) haben bereits eine Gesundheitskarte eingeführt, die es diesem Personenkreis ermöglicht, bei akuten Problemen sofort einen Arzt aufzusuchen. Die Krankenkassen übernehmen die Abrechnung, das Sozialamt zahlt die Leistungen und eine Verwaltungsgebühr an die Kasse. Es gibt allerdings keine bundesweite Regelung, so dass jedes Bundesland selbst darüber entscheiden kann, ob und in welcher Form eine Gesundheitskarte eingeführt wird.[95]

Diese Zugangsbarrieren sind bekannt, und es wird versucht, ihnen mit dem Konzept der »kulturellen Öffnung« der Institutionen zu begegnen. Das Ziel ist es, durch personelle und räumliche Maßnahmen und spezielle Schulungen und Informationsmaterial die medizinische Versorgung der MMH zu verbessern. Integrationsbeauftragte werden in den Kliniken und Einrichtungen der medizinischen Versorgung eingestellt. Hier ist die Basis für eine professionelle interkulturelle Kommunikation zur Verbesserung einer qualitativen medizinischen Versorgung gegeben. Folgende Aspekte können dabei eine wichtige Rolle spielen:

Regelmäßige Angebote an Fort- und Weiterbildung sowie interdisziplinäre Supervision für die Mitarbeiterinnen und Mitarbeiter. Aufklärung und Infos, konzeptionelles Sammeln von Daten und Bereitstellung von Dolmetschern und Konsiliardiensten. Beratung bei Anwerben der Fachkräfte. Mit nachhaltiger Personalpolitik kann durch Verbesserung der Versorgungsqualität Medizintourismus vermindert und Geld gespart werden.

Die interkulturelle Öffnung und der Aufbau von entsprechenden Strukturen im Bereich der interkulturellen Kommunikation und Kompetenzen sind gute Adressaten auch für die Begutachtung von Migranten, Asylsuchenden und Flüchtlingen bei solchen Verfahren. Diese können sich auch mit Sozialpsychiatrischen Diensten vernetzen und mit ihnen zusammenarbeiten. Die Beauftragten können weiterhin kultursensibel Anamnese und Entlass-Management auch für verschiedene Religionen anbieten und so interreligiös auch im Hinblick auf Gender-Rollen,

---

95 Kötter & Schlingensiepen, 2015 (online: 4.6.2017).

Krankheitsverständnis und sonstige Einstellungen und Erwartungen Vertrauen aufbauen. Eine kulturelle Öffnung darf aber nicht bedeuten, dass Parallelstrukturen geschaffen werden. Das würde dem Integrationsgedanken widersprechen.

Die »kulturelle Öffnung« ist ein Vorgang, der auf viele Barrieren stoßen kann:
- Vorurteile, ethnische und religiöse Gründe
- Mangel an Qualifikation und transkultureller Kompetenz

Die Probleme mit Akzeptanz haben verschiedene Ursachen:
- Ängste, Sorgen und unter anderem Verunsicherungen

Volksweisheiten aus eigenen Kulturkreisen, Sprüche und Geschichtserzählungen können den Zugang erleichtern und ein Verständnis erzeugen:

Selbst das Stolpern über einen Stein ist der Anfang einer Verbindung.
JAPANISCHES SPRICHWORT

Auch eine Reise von tausend Meilen beginnt mit einem Schritt.
LAOTSE

Nicht im Kopf, sondern im Herzen liegt der Anfang.
MAXIM GORKI

7. Sozialpolitik, Integration und Gesundheit

Die Politik als solche, insbesondere aber die Sozialpolitik, hat längerfristig einen unmittelbaren Einfluss auf die Gesundheit der Menschen. Den Folgen einer guten und solidarischen bzw. einer schlechten Sozialpolitik begegnen wir regelmäßig in der medizinischen Versorgung (Medikalisierung der sozialen Probleme), auch bei den einheimischen Patienten.

Die Migrations- bzw. Integrationsprozesse laufen bei den Menschen sehr individuell ab. Diese Prozesse werden u. a. beeinflusst durch verschiedene Faktoren wie z. B. die Spezifität der bisherigen Sozialisation, Grundoffenheit und soziale Kontakte, Eltern-Kind-Beziehung, Identifikation mit dem Land, in dem man lebt, bei manchen die Motivlage, eine neue Heimat zu suchen, Politik, den Aufenthaltsstatus, die Auslegungsform eigener Religion, Willkommenskultur, Chancengleichheit, v. a. aber durch die transkulturelle Kompetenz der Akteure, durch Bildung und die Kenntnis bzw. das Bekenntnis zu einem säkularen Rechtsstaat, zu den Grundrechten, parlamentarischer Demokratie und Freiheit. Integration per se ist eine individuelle kulturelle Leistung, die jede/r erarbeiten und aufbringen muss. Dies müsste die Politik klar und unmissverständlich von Anfang an artikulieren, begleitend fördern und fordern. Die besten Faktoren zur Förderung der Integration sind Chancengleichheit, Bildung, berufliche Perspektiven, soziales Engagement und Verantwortung für die Gemeinschaft. Hier brauchen wir jeweils unterschiedliche Konzepte für die Menschen aus kollektivistisch bzw. individualistisch geprägten Gesellschaften, die die Einflüsse der bisherigen Sozialisation und Biographien berücksichtigen und konzeptionell darauf reagieren. Wir brauchen klare Spielregeln und im Bedarfsfall auch Sanktionen.

Die Politik darf es sich nicht durch Mangel an professionellen Konzepten einfach machen und die Menschen auf ihre Religion reduzieren. Asylbewerber/-innen kommen zuerst durch das Asylbewerberleistungsgesetz mit unserem Sozialsystem in Berührung und bringen andere und oft traumatisierte Erfahrungen mit. Hier brauchen wir viel Traumatherapie und soziale Begleitung. Auch nach ihrer Anerkennung verbleiben die Asylanten oft weiter im Sozialsystem durch Bezug von Hartz-IV-Leistungen. Jetzt beginnt der Prozess der Integration, denn durch die erfolgreiche Anerkennung als Asylant können Integrationskurse besucht werden. Wenn ein solcher erfolgreich absolviert ist, kann die Integration in den Arbeitsmarkt erfolgen. Diese Maßnahmen werden häufig korrigiert und weiterentwickelt. Mit dem Gesundheitssystem kommen die Asylbewerber/-innen auch direkt nach der Ankunft in Deutschland durch die Erstuntersuchung in den Erstaufnahmeeinrichtungen in Berührung. Die Leistungen für den Gesundheitsbereich sind im Asylbewerberleistungsgesetz auf die Akutbehandlung beschränkt. Nach der Anerkennung erhält man eine Versichertenkarte einer Krankenkasse. Präventionsmaßnahmen sind bei den Asylbewerber/-innen nicht vorgesehen, so dass die Kosten bei akuter Erkrankung durchaus höher ausfallen können.

7.1   Integrationskonzepte der politischen Parteien

Bei diesem Thema sollten alle demokratischen Parteien gemeinsam im Interesse des Landes und aller Menschen handeln, konkrete Lösungen anbieten und keine Parteipolitik betreiben. Doch leider hat bis heute die Politik keine erkennbare Strategie und kein nachhaltiges Konzept dafür. Die überwiegende Mehrheit der MMH bringen seit Jahrzehnten hervorragende Leistungen für unsere Gemeinschaft, wenn man an die erste Generation der Gastarbeiter und später Eingereisten zum Zwecke der Arbeit oder des Studiums denkt. Trotzdem wird das ganze Thema in ein negatives Licht gestellt. Hier spielen aus unterschiedlichen Gründen die Politik und teilweise auch die Medien leider keine konstruktive Rolle. Gerade in den 50er- und 60er-Jahren, als die allermeisten Gastarbeiter keinen schulischen Abschluss hatten, mussten diese Menschen fern von ihren Familien und Kindern mit vielen Herausforderungen fertigwerden. Heute müsste sich die Politik um diese Menschen, deren Kinder und Enkelkinder kümmern und Chancengleichheit anbieten.

> *Schlage keinen Nagel in die Wand. Wirf den Rock auf den Stuhl.*
> *Warum vorsorgen für vier Tage.*
> B. BRECHT

Die Reduktion des Menschen auf seine Religion als Notnagel für seine sozialen Probleme und die Behandlung dieser Menschen als Opfer schafft keine

Basis für ein gemeinsames Handeln. Die Politik fördert die Zusammenarbeit v. a. mit klerikal-religiösen Kräften aus der Bequemlichkeit heraus. Die Folge davon ist, dass die Gleichbehandlung der Geschlechter problematisiert und das Zusammenkommen der Menschen erschwert wird. Aufgrund der Problematisierung und Tabuisierung der Sexualität (Fetneh) versuchen v. a. Jugendliche dieses Defizit durch Orientierung an radikalen Gruppierungen als Zeichen der Männlichkeit zu kompensieren. Es entstehen Parallelgesellschaften und die patriarchalisch sozialisierten Hassprediger übernehmen die Sozialarbeit für solche sinnsuchenden und orientierungslosen Jugendlichen. Kein Wunder, dass in so einer Atmosphäre gerade in den Herkunftsländern durch die Medien und ihre Kontrollinstanzen nur über »Frauen« geredet wird. Über 95 % der Schimpfwörter in der persischen Sprache betreffen die Mutter und die Schwester des Konfliktpartners.

Verlierer dieser Entwicklungen und Debatten sind v. a. gut integrierte Menschen, Akademiker und Studierende. Sie werden teilweise vergessen, ausgegrenzt, und ihre Kompetenz wird nicht eingebunden. Sie könnten bei der Bewältigung der heutigen Herausforderungen in einer globalisierten Welt eine gewinnbringende Rolle für unsere Gemeinschaft spielen.

Aus einer Opferrolle, gefördert durch die Politik, entsteht zum einen eine passive Erwartungshaltung auf Hilfe von Anderen, von »außen«, mit sozialem Rückzug. Zum anderen geht damit eine Separation einher, mit Misstrauen gegenüber bestehenden Versorgungssystemen und staatlichen Institutionen. Dies kann die Minderwertigkeitskomplexe der Minderheiten als Opfer verfestigen. Mit diesen Komplexen steigen die Kinder und Jugendlichen in einen Lebenskampf, anstatt diese Ressourcen für den eigenen Erfolg einzusetzen.

Hier ist die Aufgabe der Gesundheitsbildung in der Schule und unseres Gesundheitssystems, die Menschen mit präventiven Maßnahmen wie Achtsamkeit, Selbst- und Fremdreflexion, Stärkung der eigenen inneren Autonomie und Übernahme von sozialer Verantwortung zu stärken. Vielfalt als Ressource und Gesundheitsbildung in der Schule könnte in der heutigen Zeit neben einem gemeinsamen Religionskunde- oder Ethik-Unterricht die Gemeinsamkeiten bei den Kindern in den Vordergrund stellen und sie fördern. Die Religionsfreiheit bei den Erwachsenen darf nicht dazu genutzt werden, die Kinder von der gemeinsamen Klassenfahrt, dem Schwimmunterricht und der Sexualkunde fernzuhalten und die staatlichen und öffentlichen Institutionen zu unterwandern.

8. Pflege

8.1 Patienten und Pflegende mit Migrationshintergrund

Im Jahre 2009 gab es 192.000 pflegebedürftige Menschen mit Migrationshintergrund, was einen Anteil von 8,2 % aller Pflegebedürftigen in Deutschland ausmachte.[96]

Die gesundheitlichen Belastungen sind überwiegend von sozioökonomischen Faktoren abhängig, wobei Migranten stärker betroffen sind (Wohn- und Arbeitssituation, Ausbildung etc.). Der Migrationshintergrund hat aus zwei Gründen bei der Pflege eine besondere Bedeutung. Zum einen wegen der Sprachbarrieren, die dem Personal und dem Pflegebedürftigen die Kommunikation erschweren. Ein besonderes Problem stellt hier die Demenzerkrankung dar: Selbst wenn der Patient die deutsche Sprache gut erlernt hat, kann er diese Kenntnisse aufgrund der Krankheit wieder verlieren. Zum anderen ist es für Menschen aus familienorientierten Kulturen wichtiger, von Familienangehörigen gepflegt zu werden. Auch die Tatsache, dass das Pflegegeld zum Familieneinkommen beiträgt, hat zur Folge, dass Pflegebedürftige überwiegend zu Hause gepflegt und nur sehr selten stationäre Leistungen beantragt werden. Bei türkischen Antragstellern werden 98 % der Pflegebedürftigen ohne professionelle Hilfe versorgt.

---

96 Geisler, 2012: S. 9 f. (online: 23.5.2017).

Professionelle Pflegedienste bemühen sich um Mitarbeiter mit Migrationshintergrund, weil diese oft eine kultursensible Einstellung zum Patienten mitbringen. Problematisch ist die Pflege für Menschen aus dem arabischen Raum, da Männer den Pflegeberuf gar nicht erlernen und Frauen nur zu einer gleichgeschlechtlichen Pflege bereit sind.

8.2 Pflege und Migration

Die Anzahl der Pflegebedürftigen in Deutschland stieg von 2,13 Mio. (2005) auf 2,6 Mio. Menschen (2013).[97] Das ist ein Anstieg um 22 %. Im gleichen Zeitraum stieg die Zahl der Beschäftigten im Pflegebereich um 32 %, wobei hier die Zunahme insbesondere im Teilzeitbereich zu verzeichnen war. Über zwei Drittel der Pflegebedürftigen wurde zu Hause versorgt, von diesen ein Großteil durch die Angehörigen. 2010 lag der Anteil der ausländischen Pflegekräfte unter 4 % (Bevölkerungsanteil ca. 9 %) und der Anteil von Pflegern mit Migrationshintergrund bei 18,3 % (Bevölkerungsanteil über 20 %).[98]

Trotz steigender Beschäftigungszahlen im Pflegebereich gibt es einen Fachkräftemangel. Wie hoch dieser in der Zukunft sein wird, ist von einer Vielzahl von Faktoren abhängig, wie z. B. der Bevölkerungsentwicklung, der beruflichen Stellung der Pflegenden in der Gesellschaft, der zukünftigen Bedeutung von stationärer und ambulanter Pflege und dem medizinischen und technischen Fortschritt. Je nachdem, welches Szenario zugrunde gelegt wird, schwanken die Schätzungen des Statistischen Bundesamtes für das Jahr 2025 zwischen 140.000 und 200.000 fehlenden Fachkräften.[99] Eine mögliche Strategie, um diesen Bedarf zu decken, ist die Anwerbung aus dem Ausland. Allerdings gibt es den Fachkräftemangel im Pflegebereich nicht nur in den westlichen Industrieländern, sondern auch in den

---

97   Statistisches Bundesamt Wiesbaden, 2015 (online: 23.5.2017).
98   Tießler-Marenda, 2011 (online: 23.5.2017).
99   Bundesministerium für Gesundheit, 2016 (online: 23.5.2017).

osteuropäischen Ländern und in asiatischen Ländern wie China und Japan. Deutschland orientiert sich bei der Rekrutierung an einer Empfehlung der WHO aus dem Jahre 2010, wonach Gesundheitsfachkräfte aus Ländern mit kritischem Mangel nicht systematisch angeworben werden[100].

Die Zahl zugezogener Arbeitsmigranten, die in Pflegeberufen beschäftigt sind, ist im Zeitraum von 1989 bis 2010 deutlich gesunken. Ein Grund dafür dürfte sein, dass Deutschland bei der Anwerbung mit den anderen europäischen Ländern konkurriert, wo bessere Arbeitsbedingungen als in Deutschland zu finden sind.

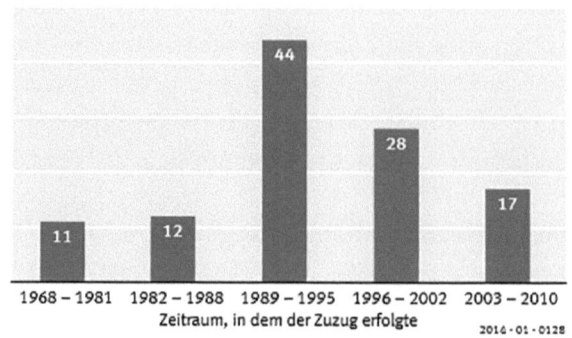

Abb. 9: In Pflegeberufen beschäftigte Arbeitsmigranten 2010;
Quelle: Afentakis, Maier, 2014: S. 178 (online: 4.6.2017)

Auf der anderen Seite ist auch eine Abwanderung von Pflegekräften aus Deutschland zu beobachten. Die Gründe hierfür sind die Arbeitsbelastung, die mangelnde Anerkennung, das Einkommen und das Arbeitsumfeld.[101]

Ein Großteil der angeworbenen Arbeitsmigranten im Pflegebereich kommt aus den östlichen EU-Staaten bzw. aus der ehemaligen Sowjetunion. Problematisch ist der informelle Arbeitsmarkt (Haus- und Pflegearbeit), wo

---

100 Diakonie Deutschland, 2014: S. 6 (online: 23.5.2017).
101 Technische Universität Berlin, o. J. (online: 23.5.2017).

der Anteil an Schwarzarbeit sehr hoch ist. Für die Versorgung von Pflegebedürftigen werden überwiegend Frauen aus Polen, Tschechien, der Slowakei und Bulgarien beschäftigt. Es handelt sich um EU-Bürgerinnen, deren Beschäftigung auch legal möglich wäre, was aber wegen der ungewohnten bürokratischen Anforderungen und aus Kostengründen unterbleibt. Dadurch bleiben Arbeitnehmerrechte wie bezahlter Urlaub oder Lohnfortzahlung im Krankheitsfall auf der Strecke. Zusätzliche Probleme ergeben sich im Krankheitsfall. Auch wenn bei Schwarzarbeit eine Krankenversicherungspflicht besteht, so können die Ansprüche nur durch Aufdeckung der Schwarzarbeit geltend gemacht bzw. bei Illegalität nicht verwirklicht werden. Das gleiche gilt für Unfälle, die eigentlich über die gesetzliche Unfallversicherung abgedeckt sind.

8.3 Die Rolle der Familie

In einer empirischen Studie wurden 2013 Experten aus Migranten-Organisationen, Senioren und Seniorinnen mit Migrationshintergrund und ihre Angehörigen befragt.[102] Viele Befragte gaben an, dass die Familie (insbesondere der Ehepartner, die Kinder und teilweise Enkelkinder) eine wichtige Rolle bei der Versorgung von Pflegebedürftigen darstellt. Nicht nur die weiblichen Angehörigen, sondern auch die Söhne werden durchaus eingebunden, um dem Wunsch nach der gleichgeschlechtlichen Pflege nachzukommen.

Je nach finanzieller Situation pendeln Senioren zwischen ihrem Herkunftsland und ihrer neuen Heimat, wobei dann im Herkunftsland die Pflege entweder von Familienmitgliedern, Nachbarn oder auch privat bezahlten Pflegekräften erfolgt. Das bedeutet eine Entlastung der Familie und gleichzeitig eine Bereicherung der Pflegebedürftigen. Bei der Befragung

---

102 Die Beauftragte des Senats von Berlin für Integration und Migration (Hrsg.), 2014 (online: 23.5.17).

wurde jedoch auch deutlich, dass den Möglichkeiten der Pflege durch Familienangehörige auch Grenzen gesetzt sind. Zum einen macht sich der Wertewandel bemerkbar. Die jüngere Generation ist selbst bei einer Pflegebereitschaft aufgrund der geänderten Lebensbedingungen (Arbeit, Lebensumfeld, Wohnort) nicht in der Lage, sich ausreichend zu kümmern. Auf der anderen Seite besteht zwar der Wunsch der Pflegebedürftigen, zu Hause gepflegt zu werden, sie lehnen aber die Pflege durch die Kinder ab, um diesen nicht zur Last zu fallen. Ist das familiäre Netzwerk des Pflegebedürftigen nicht ausreichend, werden auch außerfamiliäre soziale Netzwerke aktiviert, wie Religionsgemeinschaften oder die Nachbarschaft. Auch Krankenbesuche durch die Familie haben eine große Bedeutung für die Pflegebedürftigen. In einem Forschungsprojekt der Universität Erlangen-Nürnberg wurde die Kommunikation zwischen MMH und Pflegenden untersucht, wobei die Angehörigen des Patienten auch befragt wurden.[103] Die Familie des Patienten sieht es als ihre religiöse und soziale Pflicht an, den Kranken zu besuchen. Die Grundeinstellung ist, dass die Besuche für das seelische Wohlbefinden wichtig sind. Zusätzlich haben die Angehörigen die Funktion der Sprachvermittlung, wenn der Patient selbst nicht über genügend Sprachkenntnisse verfügt. Ebenso übernehmen sie einen Teil der Essensversorgung, was z. B. bei muslimischen Patienten aus religiösen Gründen durchaus wichtig sein kann.

Auch die Pflege (insbesondere die Körperpflege) wird zum Teil übernommen, was dem Patienten Schamgefühle erspart. Dieses Verhalten wird von den Pflegenden teilweise als sehr positiv empfunden, da die Übernahme der Körperpflege Arbeitserleichterung bringt und die Kommunikation mit dem Patienten leichter ist. Problematisch ist jedoch der Bereich »aktivierende Pflege«. Dem kranken MMH wird von der Familie alles abgenommen, was durchaus seinem Krankheitsverständnis entspricht. Es stößt sowohl bei den Patienten als auch bei den Familienmitgliedern auf Unverständnis, dass von dem Patienten aktive Mithilfe erwartet wird. Ein weiteres

---

103 Voigt & Praez-Johnsen, 2001 (online: 23.5.2017).

Problem ist die Enge und die Lautstärke, die die vielen Besucher mit sich bringen. Hier müssen die Pflegenden auf das Ruhebedürfnis der anderen Patienten hinweisen. Auch fühlt sich das Pflegepersonal durch die ständige Anwesenheit von Verwandten des Patienten kontrolliert. Schwierig sind Situationen, wenn sich der Gesundheitszustand des Patienten verschlechtert. Hier kann es zu einer emotionalen Eskalation kommen, die von den Pflegenden durchaus als bedrohlich empfunden wird.

8.4 Wünsche an das Pflegepersonal

Eine Befragung von Menschen mit und ohne Migrationshintergrund wurde vom Sachverständigenrat deutscher Stiftungen für Integration und Migration (SVR) 2015 veröffentlicht.[104] Die Personen wurden hinsichtlich ihrer Pflegepräferenzen befragt, wobei Themen wie Muttersprache, kultureller und religiöser Hintergrund und gleichgeschlechtliche Pflege untersucht wurden. Bei der Aussage »Meine Pflegekraft sollte meine Muttersprache verstehen und sprechen können« zeigte sich, dass Deutsche einen sehr hohen Wert auf eine muttersprachliche Betreuung legen (91 %), Personen mit Migrationshintergrund ist dies weniger wichtig.

---

104 Sachverständigenrat deutscher Stiftungen für Integration und Migration, 2015 (online: 23.5.2017).

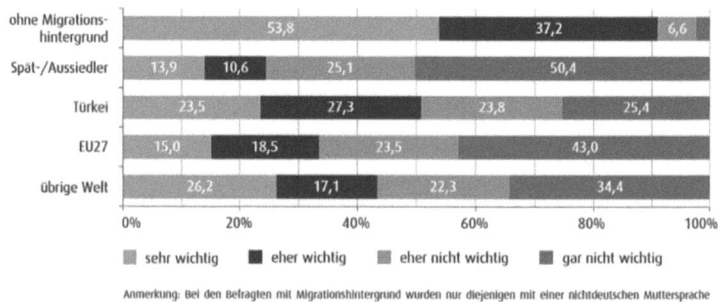

Abb. 10: Wunsch nach muttersprachlicher Pflege;
Quelle: Sachverständigenrat, 2015, S. 9 (online: 23.5.2017)

Bei der Frage nach dem religiösen bzw. kulturellen Hintergrund der Pflegepersonen zeigte sich, dass der kulturelle Hintergrund etwas wichtiger war als die Religion. Bei genauerer Betrachtung konnte man auch unterschiedliche Präferenzen bei Migranten der ersten Generation und ihren Nachkommen feststellen. So bevorzugten z. B. 26 % der türkischen Migranten der ersten Generation bei Pflegepersonen den gleichen kulturellen Hintergrund, aber nur 11 % der in Deutschland geborenen Türken. Auch der Bildungsstand und die Religiosität der Befragten hatten einen Einfluss auf die Antworten. Je niedriger der Bildungsstand und je größer die Religiosität war, desto mehr Wert wurde auf den Kulturkreis und die Religion des Pflegepersonals gelegt. Es wurde auch die Diskriminierungserfahrung der Befragten berücksichtigt. Auch hier zeigt sich, dass der Wunsch nach gleichem kulturellen Hintergrund bzw. gleicher Religion steigt, wenn der Befragte entsprechende Erfahrungen gemacht hat.

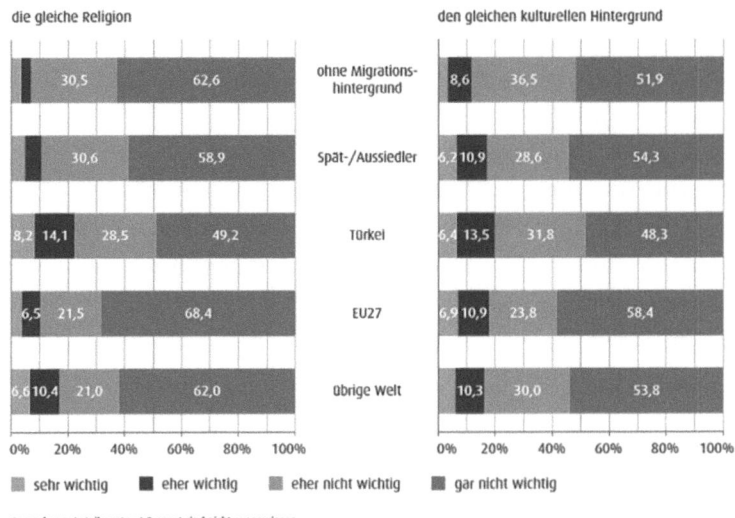

Abb.11: Wunsch nach gleicher Religionszugehörigkeit bzw. Kultur bei der Pflege; Quelle: Sachverständigenrat, 2015: S. 10

Der Wunsch nach gleichgeschlechtlicher Pflege war bei christlichen und muslimischen Befragten unterschiedlich stark.

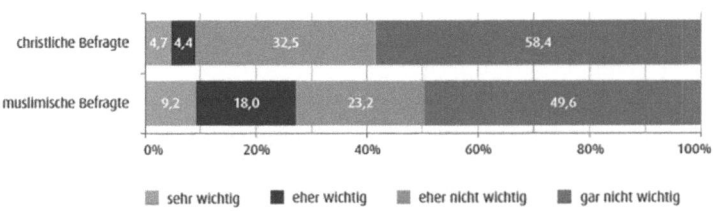

Abb. 12: Wunsch nach gleichgeschlechtlicher Pflege; Quelle: Sachverständigenrat, 2015: S. 12

Grund hierfür sind die kulturbedingten Unterschiede bei den Schambarrieren. Generell wünschen sich eher Frauen als Männer eine gleichgeschlechtliche Pflege. Besonders hoch war dieser Wunsch bei türkischstämmigen Frauen: 77 %. Eine genaue Aufschlüsselung ergab, dass bei dieser Frage die Religionszugehörigkeit eine stärkere Rolle bei der Beantwortung der Frage spielte als der kulturelle Hintergrund: 74 % der muslimischen Frauen, 51 % der christlichen Frauen und 33 % der Frauen ohne Religionszugehörigkeit wünscht eine gleichgeschlechtliche Pflege. Bei den muslimischen Männern waren es 14 %, bei den christlichen Männern 4 % und 3 % bei Männern ohne Religionszugehörigkeit. Auch hier wurde das Ergebnis von Diskriminierungserfahrungen beeinflusst. Der Migrationshintergrund spielte dabei eine Rolle.

8.5 Kultursensibles Pflege-Assessment

Die Pflegeanamnese oder auch Pflege-Assessment ist ein wichtiger Bestandteil des Pflegeprozesses und steht an dessen Anfang. Sie wird vom Pflegepersonal spätestens bei der Aufnahme des Patienten durchgeführt und stellt die Basis für die Pflegediagnose dar. Ziel ist es, einen Überblick über den Gesundheitszustand des Patienten zu gewinnen und Entwicklungsmöglichkeiten und Risiken zu identifizieren.[105]

Standardisierte Verfahren haben den Vorteil, dass ein schneller Überblick gewonnen wird und die erhobenen Daten vergleichbar sind. Der Nachteil liegt in der mangelnden Individualität der Befragung, wobei ggf. wichtige Informationen über den Patienten nicht abgefragt werden bzw. Aussagen des Patienten nicht protokolliert werden. Dies kann jedoch für die Pflege von Menschen mit Migrationshintergrund sehr wichtig sein. Es gibt Ansätze für ein kultursensibles Pflege-Assessment, wie z. B. der Leitfaden nach Andrews und Boyle.[106]

---

[105] Friebe, 2003: S. 17 ff.; Domenig et al., 2007: S. 301 ff.
[106] Friebe, 2003: S. 19.

Kulturelle Inhalte	Beispiele
kulturelle Bindungen	Zu welcher(n) kulturellen Gruppe(n) fühlt sich der Klient zugehörig, wie stark ist die Identifikation, wo ist er geboren, wo hat er gelebt?
Wertorientierung	Wie sind die Ein-/Vorstellungen über Geburt, Tod, Gesundheit und Krankheit, Pflege?
kulturelle Sanktionen und Restriktionen	Wie ist die Einschätzung von Gefühlen, Sexualität, welche Möglichkeiten des Gesprächs gibt es?
Kommunikation	Welche Umgangssprache wird zu Hause gebraucht, Schriftsprache, Kommunikationsstile, nonverbale K., werden Übersetzungen benötigt?
Gesundheitsvorstellungen und -praktiken	Wie wird Krankheit erklärt, welche Gesundheitsideale, Heilungserwartungen gibt es, wie ist die Rolle psychischer Krankheit und Pflege?
Ernährung	Welche Meinungen zu gesunder Kost, Zubereitung herrschen vor, gibt es kulturelle Essensvorschriften und Gewohnheiten, Diät und Fasten?
soziökonomische Betrachtungsweisen	Welche sozialen und unterstützenden Netzwerke existieren, wie ist die Rolle in der Familie, die Einkommenssituation, der Lebensstil?
unterstützende kulturelle Organisationen	Welche Bedeutung haben Migranten-, Herkunfts- und Religionsvereinigungen für die Gesundheit?
Bildungshintergrund	Welchen Bildungsabschluss, Wissensstand hat der Klient, wie ist die Lernfähigkeit?
religiöse Bindungen	Welche Bedeutung haben Religion, Rituale und Personen für Gesundheit und Krankheit?
kulturelle Aspekte der Erkrankung	Gibt es genetische oder verhaltensspezifische Bedingungen für Krankheit in der kulturellen Gruppe?
kultur-biologische Variationen	Zeigt der Klient besondere Merkmale der Haut, der Anatomie und bei physikalischer Überprüfung?
Entwicklungsbezogene Gesichtspunkte	Gibt es besondere Charakteristika, Vorstellungen zur kindlichen Entwicklung, über das Altern, kulturelle Aspekte des Handelns?

Tab 15: Kultursensibles Pflege-Assessment; Quelle: Friebe, 2003, S. 19

Bei einer standardisierten Pflegeanamnese ist ein ergänzendes Gespräch mit dem Patienten, aber auch mit den Angehörigen, sehr sinnvoll, wobei viele andere Aspekte des biographischen Werdeganges (auch Aspekte der emotionalen Biographie, Familien- und Sozialanamnese) besprochen werden können. Hier ist es sehr hilfreich zu erfahren, inwieweit der Betroffene schon über das Thema in deutscher Sprache informiert ist. Informationen über sein bisheriges Leben im Herkunftsland, seine Religion bzw. Weltanschauung, die Migrationsgeschichte und den Aufenthaltsstatus bzw. seinen Freundeskreis liefern wertvolle Informationen für die pflegerische Versorgung. Ebenso wichtig sind seine Erwartungen und Betreuungsbedürfnisse in der Pflege. Je mehr und besser wir einander kennenlernen, umso besser können wir uns auf die entsprechenden Anforderungen einstellen. Dies funktioniert am besten durch ein empathisches, offenes und wertschätzendes Gespräch, das Missverständnisse von vorneherein vermeidet, wie die beiden Beispiele zeigen:

Beispiel 1
»Auf dem Patientenblatt steht in der Kategorie Religion Moslem. Die Pflegende streicht das Schweinefleisch von den Esskarten. Der Patient ist erstaunt, dass er kein Schweinefleisch erhält. Er lebt schon seit 20 Jahren in der Schweiz, ist nicht praktizierender Moslem und isst heute problemlos auch Schweinefleisch.«[107] Diese Tendenz, den Menschen zwanghaft auf seine Religion zu reduzieren und somit Vorurteile zu schüren, ist in den letzten Jahren leider – zum Ärger der liberal-säkularen MMH – hier in Deutschland stark gewachsen.

Beispiel 2
»Eine Frau kommt in Begleitung ihres Ehemannes ins Spital. Der Ehemann will beim Anamnesegespräch dabei sein. Die Pflegende richtet sich primär an den Ehemann, da sie glaubt, die Frau sei als Muslimin unterdrückt und dürfe daher nicht für sich selbst sprechen. Das Ehepaar ist in einer Stadt aufgewachsen, die Frau hat studiert, beide sind in der politischen Bewegung aktiv gewesen, und die Frau ist Mitglied in einer Frauengruppe. Die Frau ärgert sich darüber, dass die Pflegende sich mit ihren Fragen fast nur an den Mann richtet.«[108]

---

107 Domenig et al., 2007: S. 305.
108 Domenig et al., 2007: S. 306.

8.6 Handlungsfelder zur Verbesserung der Pflege von MMH

Nicht immer kann der Wunsch der Pflegebedürftigen, zu Hause gepflegt zu werden, von den Angehörigen erfüllt werden. Diese benötigen kultursensibles Informationsmaterial, um sich über Leistungsansprüche und Versorgungsmöglichkeiten informieren zu können. Dabei genügt es nicht, fremdsprachige Angebote zu machen, da diese in der Regel auf die deutschstämmige Bevölkerung zugeschnitten sind. Mangelnde Sprachkenntnisse und Angst vor Diskriminierung hindern sie daran, Beratungsstellen aufzusuchen. Mittlerweile gibt es eine Reihe von Studien, die sich mit der Pflege von MMH beschäftigen, wobei stets festgestellt wird, dass hier noch viele Möglichkeiten bestehen, diese zu verbessern.[109] Im Folgenden wird eine Reihe dieser Vorschläge vorgestellt.

Abbau von Zugangsbarrieren
Hier sind insbesondere zwei Punkte zu nennen: Kommunikationsdefizite und Informationsdefizite verringern. Sprachbarrieren werden häufig mit Hilfe von Familienangehörigen vermindert, wobei es hier sowohl wegen Übersetzungsproblemen als auch wegen kultureller Besonderheiten (an den Patienten werden nicht alle Informationen weitergegeben) zu unbefriedigenden Ergebnissen kommen kann.

Da Dolmetscherkosten grundsätzlich nicht erstattet werden, könnte die Klinik einen hausinternen Dolmetscherdienst einrichten, wie es das Städtische Klinikum München GmbH getan hat. Er umfasst mehrsprachige, medizinisch/pflegerisch ausgebildete Mitarbeiter, die für das Personal, die Patienten und die Angehörigen kostenlose Übersetzungsleistungen anbieten. Weitere Möglichkeiten sind die Anstellung eines Gemeindedolmetschers, muttersprachliche Sprechstunden oder muttersprachliche

---
109 Die Beauftragte der Bundesregierung für Migration, Flüchtlinge und Integration (Hrsg.), 2015; Sachverständigenrat deutscher Stiftungen für Integration und Pflege (Hrsg.), 2015.

telefonische Beratungen. Informationsdefizite z. B. bezüglich Pflegeleistungen, Ansprüchen und Therapiemöglichkeiten können auch durch muttersprachliches Informationsmaterial reduziert werden. Dieses kann durch Hausärzte verteilt oder an geeigneten Stellen (Krankenkassen, Büchereien, Gemeindezentren etc.) ausgelegt werden. Auch eine enge Zusammenarbeit mit Migranten-Organisationen, die einen kostenlosen Dolmetscher anbieten, oder mit religiösen Gemeinschaften kann helfen, Informationen weiterzuleiten. Gezielte Öffentlichkeitsarbeit ermöglicht es der Klinik, sich nach außen hin zu repräsentieren und auf besondere Angebote (z. B. Dolmetscherdienste) hinzuweisen. Im Internetauftritt können Patienteninformationen in verschiedenen Sprachen angeboten werden. Im Intranet können Listen mit Dolmetschern, medizinische Wörterbücher, kulturspezifische Hintergrundinformationen und Fortbildungen veröffentlicht werden.

Benennung eines Verantwortlichen
Bei der kulturellen Öffnung handelt es sich um einen Prozess, der gesteuert werden muss. Dazu ist es erforderlich, einen Verantwortlichen zu benennen, wobei die Aufgaben von der Situation der Klinik bzw. des Pflegeheims, der Patientenstruktur und dem Versorgungsschwerpunkt abhängen. Dazu können gehören:

- Bestandsaufnahme als Grundlage für Konzepte (z. B. Patientenstruktur, Liste mit Fremdsprachenkenntnissen der Mitarbeiter);
- Erstellung von Fortbildungscurricula;
- Beratung der Betriebsleitung, Ärzte, Pflegekräfte und Verwaltungsangestellten.

Qualitätsmanagement/Dokumentation
Das wichtigste Mittel des Qualitätsmanagements ist die Dokumentation, wobei die erhobenen Daten in Abstimmung mit Datenschutzbeauftragten aufgenommen werden sollten. Entsprechende Krankenhausinformations-

systeme ermöglichen Angaben zur Staatsangehörigkeit oder auch Sprache des Patienten, so dass Auswertungen nach Altersstruktur, Inanspruchnahme nach Altersstufe und Inanspruchnahme nach Nationalität möglich sind. So können z. B. Bereiche mit hoher oder niedriger Inanspruchnahme durch Migranten festgestellt werden. Im Städtischen Klinikum München werden zudem Patientenbefragungen durchgeführt, wobei man festgestellt hat, dass der Rücklauf von nichtdeutschen Patienten nicht repräsentativ war (Fragen wurden nicht genügend verstanden). Eine türkischsprachige Befragung deckte dann auf, dass man mit den klinischen Leistungen zufrieden ist, aber sich einen respektvolleren Umgang wünscht.

Einstellungspolitik, Ausbildung, Fortbildung
Eine Möglichkeit, um muttersprachliche Pflege auszubauen, ist die verstärkte Einstellung von Menschen mit Migrationshintergrund. Allerdings gewährleistet ein Migrationshintergrund nicht automatisch auch kultursensible Pflege. Für alle Mitarbeiter muss daher sowohl in der Ausbildung als auch durch regelmäßige Fortbildung dieses Thema gelehrt, gelernt und vertieft werden. Bei der Durchführung von Fortbildungsmaßnahmen muss man beachten, dass die Arbeitsbelastung des Klinikpersonals hoch und die Personaldecke oft nur dünn ist. Somit sind ganztätige Seminare kaum durchzuführen. Im Städtischen Klinikum München wurden nach einer Befragung des Personals Schulungsunterlagen zu bestimmten Themen (Kommunikation, Schmerz, Sterben und Tod) zusammengestellt und Kurzschulungen auf der Station durchgeführt, was seitens des Personals auf großes Interesse stieß. Man kann auch Angebote für die Patienten mit Migrationshintergrund anbieten. Das Vitos Klinikum Gießen-Marburg möchte die Sprach- und Alltagskompetenzen durch Kurse verbessern, die ohne Dolmetscher stattfinden. Die Teilnehmer werden ermutigt, in Rollenspielen z. B. Bank- und Behördengänge zu üben, wobei sich die Teilnehmer gegenseitig unterstützen.

8.7 Kulturspezifische Angebote/Services

Hier sind an erster Stelle die besonderen Wünsche der religiösen Patienten in Bezug auf Essen und religiöse Rituale zu nennen.[110] Auch hier gilt es in einer Gesellschaft der Vielfalt, mit vielen Religionen und Weltanschauungen deutlich zu machen, was möglich und was nicht möglich ist. Allein aus der Sicht des demographischen Wandels kann und darf die Gemeinschaft nicht alle Sonderwünsche erfüllen.

Während des stationären Aufenthalts möchten viele Muslime auch ihre mehrmaligen täglichen Gebete verrichten. Die Einrichtung eines speziellen Raumes ermöglicht es sowohl Patienten als auch dem muslimischen Personal, ihren religiösen Pflichten nachzukommen. Kulturelle Angebote

Altersheim Erlenhof

Erlenhof, das älteste Altersheim der Stadt Zürich, betreibt seit 2003 eine Langzeitpflegeabteilung mit zwanzig Betten für Menschen aus mediterranen Ländern. Nebst dem Faktor Sprache werden auch kulinarische und musikalische Wünsche, wie z.B. mit dem Sonntagsapéro mit Martini, Maroni, Oliven sowie italienischer Musik, berücksichtigt. Auch wird unterschiedlichen familiären Gewohnheiten und spezifischen Bedürfnissen der BewohnerInnen durch flexible Tagesgestaltung und Besuchszeiten, gemeinsames Kochen, Organisation gemeinsamer Feste mit andern BewohnerInnen usw. Rechnung getragen. Bereits liegen Ergebnisse vor, die auf die Anpassung des Betreuungskonzepts zurückgeführt werden: Die sprachliche Isolation sowie der Medikamentenverbrauch dieser Gruppe konnten deutlich abgebaut werden. Zudem ist eine sichtliche Verbesserung der Befindlichkeit dieser Wohngruppe festzustellen. Demente PensionärInnen, die seit Jahren kaum mehr kommuniziert haben, beginnen in der neuen Pflegeabteilung mit muttersprachlicher Umgebung wieder zu sprechen und Kontakte zu knüpfen [vgl. Büchel, 2005: 23].

in Pflegeheimen können die Isolation der Bewohner reduzieren und Zufriedenheit erhöhen.[111] Das folgende Beispiel zeigt, wie wichtig die transkulturelle Kompetenz bei der Versorgung der Menschen sein kann:

---

110 Die Beauftragte der Bundesregierung für Migration, Flüchtlinge und Integration (Hrsg.), 2015: S. 61-62 f.
111 Hungerbühler, 2007: S. 404.

8.8 Ausbau der Pflegeleistungen

Eine Pflege, die auf individuelle Bedarfe ausgerichtet ist, kann aufgrund der zu knapp bemessenen Zeitkontingente für Pflegeleistungen, die die Kasse abdeckt, kaum gewährleistet werden. Es ist dringend erforderlich, diese auszubauen.

Unterstützung der pflegenden Familienangehörigen
Viele Migranten aus familienorientierten Kulturkreisen möchten überwiegend zu Hause gepflegt werden, was für die Verwandten eine große Belastung darstellt. Hier könnte man die Familienmitglieder bei organisatorischen und pflegerischen Fragen durch Beratungsangebote und Schulungen unterstützen. Auch kulturelle Angebote für die Pflegebedürftigen und deren Angehörige können helfen, die soziale Isolation zu verringern und das Wohlbefinden zu steigern. Je nach finanziellen Möglichkeiten pendeln Pflegebedürftige auch zwischen ihrem Wohnort und der Heimat, wo andere Angehörige die Pflege übernehmen. Die Auszahlung von Pflegegeld auch in Länder außerhalb der EU könnte diese transnationale Pflege ermöglichen und so das Wohlbefinden der Pflegebedürftigen erhöhen. In Berlin gibt es über Folteropfer-Behandlung einen Online-Service für die psychologische Beratung und Unterstützung für pflegende Angehörige (www.pflegen-und-leben.de).

9. Rehabilitation

Die Rehabilitation dient zur Wiederherstellung von körperlicher und psychischer Gesundheit bzw. zur größtmöglichen Selbstständigkeit und deren Erhalt, wobei man hier zwischen der medizinischen, der beruflichen und der sozialen Rehabilitation unterscheidet.

Bei der medizinischen Rehabilitation soll körperlichen Einschränkungen vorgebeugt, diese vermindert oder eine Verschlimmerung verhindert werden. Die berufliche Rehabilitation zielt auf die Wiedereingliederung eines Patienten in das Berufsleben, und die soziale Rehabilitation möchte die Wiedereingliederung in das soziale Umfeld erreichen.

Zuständig für die Leistungen sind hauptsächlich Kranken-, Renten- und Unfallversicherungen, die für im Rahmen der Berufstätigkeit entstandene Schäden (Arbeitsunfälle und Berufskrankheiten) zuständig sind. Die Daten des Bundesministeriums für Arbeit und Soziales zeigen, dass ausländische Beschäftigte insgesamt stärker von Arbeitsunfällen betroffen sind, was von der Arbeitsunfähigkeitsstatistik des Bundesverbandes für Betriebskrankenkassen (BKK) bestätigt wird.[112] Bei hundert BKK-Versicherten gab es durchschnittlich 7,2 Arbeitsunfälle von Ausländern und 4,6 Unfälle von Deutschen. Dies kann damit erklärt werden, dass Ausländer überproportional in Bereichen mit höherem Unfallrisiko beschäftigt sind (z. B. Landwirtschaft, Baugewerbe und Metallindustrie). Es ist auch möglich, dass mangelnde Sprachkenntnisse bei der Einweisung in die Tätigkeit und Aufklärung über die Risiken und Schutzmaßnahmen Einfluss auf die Zahl der Unfälle haben. Berufskrankheiten hängen eng mit den Arbeitsbedingungen zusammen und können auch Jahre später noch auftreten. Hier zeigen die Daten, dass Ausländer doppelt so häufig von Berufskrankheiten betroffen sind wie Deutsche.

Im Gegensatz dazu nehmen ausländische Versicherte unterproportional häufig an medizinischen Rehabilitationsmaßnahmen teil, was wiederum einen Hinweis darauf liefert, dass auch hier erhebliche Zugangsbarrieren vorhanden sind.

---

112 Razum et al., 2010: S. 7.

Maßnahmen der	Deutsche Gesetzliche Unfallversicherung Rehabilitationsmaßnahmen nach Arbeitsunfällen und Berufkrankheiten Grundgesamtheit: 2014 gemeldete Rehabiltationsmaßnahmen ohne Schüler-UV hier: Art der Maßnahme und Staatsangehörigkeit						
	Staatsangehörigkeit						Gesamt
	Deutschland		Ausland		staatenlos/ keine Angabe		
	Anzahl	Anteil	Anzahl	Anteil	Anzahl	Anteil	Anzahl
1	2	3	4	5	6	7	8
medizinischen Rehabilitation	263437	94,2%	7.456	2,7%	8.855	3,2%	279.748
beruflichen Rehabilitation	12734	95,0%	400	3,0%	264	2,0%	13.398
sozialen Rehabilitation	15471	93,5%	607	3,7%	468	2,8%	16.546
Gesamt	291642	94,2%	8463	2,7%	9587	3,1%	309.692

Tab. 16: Rehabilitationsmaßnahmen nach Staatsangehörigkeit 2014;
Quelle: DGUV, 2014

In einer Studie wird die rehabilitative Versorgung türkischstämmiger Migranten untersucht.[113] Es konnten sowohl Unterschiede im Rehabilitationsgrund als auch beim Rehabilitationserfolg festgestellt werden.

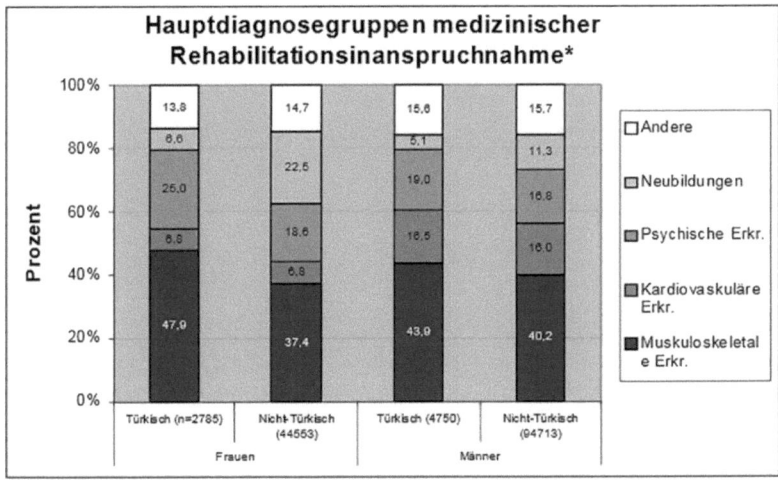

Abb. 13: Hauptdiagnosegruppen bei der medizinischen Rehabilitation;
Quelle: Maier, 2000–2004: S. 13 (online: 4.6.2017)

---

113 Brause, 2010.

Behandlungsergebnis nach stationärer Reha*: in drei Hauptindikations bereichen in %	Frauen			Männer		
	türkisch	nicht-türk.	p*	türkisch	nicht-türk.	p*
Muskuloskeletale Erkr.	n=1265	n=15557		n=1923	n=34081	
Verbessert	45,5	57	<.001	47,2	56,1	<.001
Nicht verbessert§	23,1	12,9		22	14,3	
Trifft nicht zu	31,4	30,1		30,8	29,6	
Kardiovaskuläre Erkr.	n=183	n=2858		n=736	n=13766	
Verbessert	63,4	64,3	n.s.	57,6	61,3	n.s.
Nicht verbessert§	14,8	10,7		13	12,4	
Trifft nicht zu	21,9	24,9		29,3	26,2	
Psychische Erkr.	n=693	n=8025		n=879	n=14760	
Verbessert	59,6	66,5	<.001	54,3	64,7	<.001
Nicht verbessert§	21,4	16		25,8	18,7	
Trifft nicht zu	19,0	17,5		19,9	16,6	

ª Letzte Rehabilitationsinanspruchnahme pro Person (2000-2004) in die Analyse einbezogen
§Beinhaltet die Kategorien: "unverändert" und "verschlechtert"
*Mit der dichotomisierten Variable berechnet: verbessert vs. nicht verbessert
n.s. (nicht signifikant, p>.05)

Tab. 17: Behandlungsergebnis der Rehabilitation bei türkischen und nicht-türkischen Patienten; Quelle: Maier, 2000–2004: S. 19

Häufig werden wegen Erkrankungen des Bewegungsapparats und psychischer Erkrankungen Rehabilitationsangebote gerade bei türkischstämmigen Patienten in Anspruch genommen. Nachhaltige therapeutische Erfolge brauchen längere präventive und aufklärerische Leistungen. Die Symptombeschreibung durch türkische Patienten ist eine besondere Herausforderung.[114] Laut befragtem Klinikpersonal werden Schmerzen und Beschwerden »leidenschaftlicher« beschrieben und »wehleidiger« empfunden. Die beschriebenen Beschwerden sind oft unspezifisch und stehen aus medizinischer Sicht nicht immer mit vorausgegangenen Operationen oder bestehenden Erkrankungen im Zusammenhang (im Orient ist dies

---

114 Brause, 2010: S. 97.

fast die Normalität – Anmerkung der Autorin). Der verstärkte Schmerzausdruck kann verschiedene Ursachen haben: niedrigere Schmerzgrenze, kulturelle Hintergründe (wer klagt, hat die Aufmerksamkeit der Familie), aber auch die hohe Zahl an psychosozialen Belastungen, die auf diese Art zum Ausdruck gebracht werden. Auch die bildhafte Beschreibung (»Brennen im Kopf«, »Brennen in der Brust«) kann das Personal überfordern und zu Fehldiagnosen führen. Insgesamt wird hier deutlich, dass die Mitarbeiter spezielle Schulungen benötigen, um mit kulturspezifischen Äußerungen passend umgehen zu können.

Auch Erwartungen der türkischstämmigen Patienten und ihr Verhalten wurden untersucht.[115] Die Heilungserwartung (auch bei chronischen Erkrankungen) ist sehr hoch. Da die Patienten durchschnittlich später eine Rehabilitation beginnen als die deutsche Vergleichsgruppe und häufig auch mehr als eine Erkrankung zu behandeln ist, ist es schwer, diese Erwartungen zu erfüllen. Teilweise wird auch ein verstärktes Rentenbegehren deutlich. Unkenntnis über das Rehabilitationssystem führt häufig dazu, dass türkischstämmige Patienten keine Vorstellung von den Abläufen haben und somit keine Erwartungen bezüglich des Behandlungsergebnisses oder über den Ablauf nennen können. Hier bedarf es einer verstärkten Aufklärung seitens der Krankenkassen.

Das Verhalten der türkischstämmigen Patienten gegenüber dem Arzt war eher passiv. Entscheidungen wurden weniger hinterfragt, und bei Unklarheiten wurde weniger nachgefragt. Insbesondere männliche Patienten haben Probleme, das weibliche Klinikpersonal zu akzeptieren. Es wird nicht als Autoritätsperson anerkannt, was Auswirkungen auf die Compliance hat. Türkischstämmige Frauen sind es gewohnt, von jüngeren Frauen bedient zu werden, und erwarten das auch vom Klinikpersonal.

Ungenügendes eigenverantwortliches Mitwirken (z. B. Verhaltensänderungen in Bezug auf das Rauchen oder vermehrte Bewegung) wirkt sich direkt auf den Rehabilitationserfolg aus. Dieses Verhalten, das nur teilweise

---

115 Brause, 2010: S. 102.

mit »türkischer Mentalität« und eher mit dem »sozialen Status« des Patienten erklärt wird, kann wegen erhöhter Frustration des Personals zur Abkehr vom Patienten führen.

Zusammenfassend kann man feststellen, dass der Migrationshintergrund, der soziale Status und das Symptomempfinden nicht nur eine höhere Belastung zu Beginn der Rehabilitation, sondern auch einen geringeren Erfolg der Behandlung mit sich bringen können. Die Behandlung von Patienten mit Migrationshintergrund gewinnt im Bereich psychosomatischer Rehabilitation zunehmend an Bedeutung. Die Gruppe der türkischstämmigen Personen stellt hierbei die größte Migrantengruppe. Erste Befunde weisen den Faktor Migrationshintergrund als negativen Prädiktor des Behandlungserfolges aus, die spezifischen Hemm- und Förderfaktoren dieser Patientengruppe sind jedoch nur unzureichend untersucht. Es wurde anhand einer Stichprobe von 521 Patienten einer psychosomatischen Rehabilitationseinrichtung nachgefragt, ob sich deutsch- und türkischstämmige Patienten in Bezug auf Ausgangsvoraussetzungen sowie Behandlungserwartungen und -erfolg unterscheiden. Es zeigt sich, dass die türkische Migrantengruppe nicht nur schlechtere Behandlungsergebnisse aufweist als die deutsche Kontrollgruppe, sondern sich auch in den Störungsbildern und nahezu allen Ausgangsbedingungen unterscheidet (z. B. bildungs- und erwerbsbezogenen Angaben, den Lebensformen und Rentenbestrebungen).

Die rehabilitativen Angebote werden seltener von MMH in Anspruch genommen, durch Mangel an Information und sprachliche Barrieren zwischen den Akteuren in der Versorgung und Arzt bzw. Patient. Hier treffen zwei Welten, Orient und Okzident, aufeinander. Hier gilt es das Selbstbewusstsein der Frauen zu stärken, Männer auch in der Küche einzubinden, gemeinsames Schwimmen und Singen zu organisieren etc., denn häufig sind die somatischen Beschwerden die Folge des chronisch krankhaften Rollenverständnisses von MMH im Alltag. Von den praktizierenden Ärzten wird aber auch sehr oft berichtet, dass ein empathisches Arzt-Patienten-Gespräch, gerade bei türkischen Patienten, zu sehr hoher Compliance führen kann, und zu großer Dankbarkeit bei den Patienten.

IV. Spezielle Themen der MMH und sonstige Perspektiven

Zusammenfassung Buchteil IV
Im abschließenden Teil des Buches werden spezielle Themen zu Migration und Gesundheit wie binationale Ehen, Mehrsprachigkeit von Kindern aus binationalen Ehen, Resilienz und das Sterben in der Fremde angesprochen und anhand von Fallbeispielen im Kontext von Arzt-Patient-Interaktion, Gesundheitswesen und Familie eingehend dargestellt. Mit dem Ausblick dieses Buchteils schließt auch das Buch. Es werden Forderungen und Visionen an die Menschen in den Migrationsgesellschaften und an die Gesellschaft als Ganzes gerichtet: was die medizinische Ausbildung betrifft, und die interkulturelle Medizin als Chance für das Gesundheitssystem.

1. Familiensysteme

Deutschland
Hier findet man viele verschiedene Formen des Zusammenlebens, so dass das Statistische Bundesamt 2015 eine Familie als »Eltern-Kind-Gemeinschaft« definierte: »Die Familie im statistischen Sinn umfasst – abweichend von früheren Veröffentlichungen zum Mikrozensus – im Lebensformenkonzept alle Eltern-Kind-Gemeinschaften, d. h. Ehepaare, nichteheliche und gleichgeschlechtliche Lebensgemeinschaften sowie alleinerziehende Mütter und Väter mit ledigen Kindern im Haushalt. Einbezogen sind in diesen Familienbegriff – neben leiblichen Kindern – auch Stief-, Pflege- und Adoptivkinder ohne Altersbegrenzung. Damit besteht eine statistische Familie immer aus zwei Generationen: Eltern/-teile und im Haushalt lebende ledige Kinder (Zwei-Generationen-Regel).«[116]

---
116 Statistisches Bundesamt, 2015: S. 6.

Indien
In Indien findet man, insbesondere im ländlichen Raum, noch die Großfamilien, die durchaus sechzig oder mehr Personen umfassen kann.[117] Für die Frauen bedeutet das: starke Kontrolle, fast keine Rechte und ein geringer Bildungsstand.

2. Binationale Ehen, Chancen, Anpassungsstörungen der Kinder

2.1 Eheschließungen/Scheidungen und Kinder aus binationalen Ehen

Ein spezielles Thema sind binationale Ehen und daraus hervorgehende Kinder. Eine Situation mit besonderen Anforderungen, die aber auch sowohl für das Ehepaar wie für die Kinder spezielle Chancen bieten und Ressourcen für das Individuum und die Gemeinschaft bergen kann. Im Jahre 2013 wurden in Deutschland insgesamt 373.655 Ehen geschlossen. Davon waren 11,6 % binationale Ehen mit deutscher Beteiligung. Bei den Ehescheidungen im Jahr 2013 waren 11,5 % binationale Paare betroffen, wodurch deutlich wird, dass binationale Ehen nicht häufiger scheitern als deutsche Ehen.[118]

Im gleichen Jahr stammen 10,4 % der in Deutschland geborenen Kinder aus Ehen mit einem deutschen Elternteil. Zählt man noch die Kinder nicht verheirateter Paare dazu, so steigt der Anteil auf 22 %, d. h., etwa jedes fünfte in Deutschland geborene Kind hat mindestens einen Elternteil mit ausländischer Staatsangehörigkeit. Wie man feststellt, wird die Nationalität der Eltern zugrunde gelegt. Eingebürgerte und Spätaussiedler werden

---

117 Lieber, 2014 (online: 19.5.2017).
118 Verband binationaler Familien und Partnerschaften, 2014 (online: 4.6.2017).

somit nicht in dieser Statistik berücksichtigt, so dass die Zahl der Kinder mit Migrationshintergrund noch höher ausfällt.

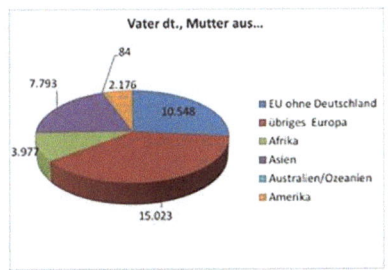 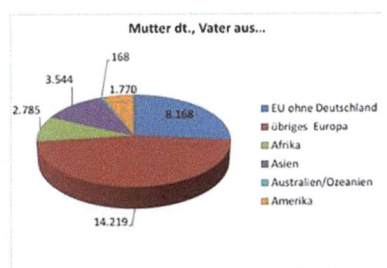

Abb. 14: Binationale Ehen in Deutschland 2013;
Quelle: Verband binationaler Familien und Partnerschaften, 2014

An dieser Stelle soll die besondere Belastung in binationalen Ehen und Familien hervorgehoben werden, die bei nicht angemessener Bewältigung im psychosomatisch-psychotherapeutischen Bereich Störungen und Erkrankungen bedingen kann. Es gibt binationale Ehen mit kulturähnlichem Hintergrund (z. B. zwischen Deutschen und Amerikanern) und solche mit wesentlich schwierigeren Voraussetzungen (z. B. Deutsche/Afrikaner, Deutsche/Asiaten). Die Schwierigkeiten werden nicht nur durch den Kulturunterschied, sondern auch durch den migrationsspezifischen Faktor bedingt: Heiratet z. B. eine hier gut situierte Deutsche einen Afrikaner, der Wirtschaftsflüchtling ist und der deutschen Sprache noch nicht mächtig ist, entsteht zugunsten des deutschen Partners ein Ungleichgewicht in punkto Sprachkompetenz und sozialer Sicherheit, das in einer schwierigen Beziehung rasch zu einem Machtfaktor werden kann (Stichwort Sprache als Macht, sozialer Status als Machtfaktor). Abhängigkeit ist immer ungesund für den betroffenen Partner in der Beziehung. Es bedingt auch Konflikte, wenn der eine aus Liebe, der andere wahrscheinlich aus wirtschaftlich- lebensökonomischen Gründen die Beziehung eingeht. Dies kann dem abhängigen Partner in Konfliktsituationen immer wieder bewusst oder unbewusst, berechtigt oder unberechtigt vorgeworfen werden und die Beziehung komplizieren. Es ist also ein hohes Maß an interkultureller Kompetenz gefragt, um mit diesen Abhängigkeiten auch in der Therapie umzugehen. Es muss gelernt werden, unterschiedliche kulturelle Werte und auch Lebenskonzepte (warum geht man eine Beziehung ein?) möglichst wertungsfrei und kompromissbereit zu sehen. So ist es z. B. heute teilweise in der westlichen Kultur verpönt, eine Beziehung aus pragmatischen Gründen einzugehen. In früheren Zeiten war dies auch hier eine Selbstverständlichkeit und nicht gleich zu verurteilen, und es ist jetzt noch in vielen Kulturen, insbesondere mit kollektivistischer Prägung, der Fall. Bei partnerschaftlich starker Abhängigkeit und schlechter Kommunikation über diese Themen kann es zu Rückzug mit depressiver Reaktion und psychosomatischen Erkrankungen kommen.

Besonders betroffen sind die Kinder, die einen unterschiedlichen Erziehungsstil und unterschiedliche Werte/Emotionen vorgelebt bekommen und dazwischen balancieren müssen. Hier kann es natürlich zu Verunsicherungen und möglichen psychischen Anpassungsstörungen kommen. Es kann für die Entwicklung der Kinder eine große Chance bedeuten, wenn sie lernen, aus zwei verschiedenen Kulturen eine Synthese zu gewinnen und sich dabei bewusst für bestimmte Werte entscheiden, diese ablehnen oder verändern zu können. Ebenso müssen die Paare lernen, über ihre Werte und Lebensüberzeugungen wertfrei zu diskutieren sowie allgemein kursierende Vormeinungen über die Kultur des Partners zurückzustellen, um keinen verengten Blick auf den Partner zu bekommen, sondern gemeinsame Entwicklungschancen zu sehen.

Ein besonderes Problem stellt ganz allgemein und unabhängig von den binationalen Ehen das arrangierte Heiraten bzw. das Heiraten zwischen nahen Verwandten dar. Auch hier tut eine aufklärerische Arbeit durch Akteure im Gesundheitswesen not.

Buchempfehlung
Verband binationaler Familien und Partnerschaften e. V. (Hrsg.), 2008: Die Balance finden. Frankfurt: Brandes & Apsel Verlag.

2.2 Spezielle Probleme binationaler Ehen

Lernen sich die Partner im Ausland kennen und lieben, haben sie eine Reihe von bürokratischen Hindernissen zu überwinden.[119] Die zuständigen Behörden möchten die notwendigen Dokumente häufig nicht nur übersetzt, sondern auch beglaubigt haben, und Anwälte müssen eingeschaltet werden, um Eheverträge aufzusetzen. So können schon mal ein bis zwei Jahre ins Land gehen, bis tatsächlich die Ehe geschlossen werden kann. Binationale Ehen unterstehen dem Ausländergesetz, und der ausländische Ehepartner erhält nur ein beschränktes Bürgerrecht (begrenztes Aufenthaltsrecht, kein Wahlrecht). Zusätzlich hat er aufgrund fehlender Sprachkenntnisse und/oder nicht anerkannter Ausbildungen Schwierigkeiten, eine Arbeit zu finden. Das kann bei Männern, die sich aufgrund ihres kulturellen Rollenverständnisses als Versorger der Familie sehen, zu Minderwertigkeitsgefühlen führen. Zusätzlich belastet die Trennung von der eigenen Familie und Kultur. Neben dem Rollenverständnis können auch unterschiedliche Einstellungen zur Verwandtschaft zu Konflikten führen. In familienorientierten Kulturen umfasst die Familie sehr viele Mitglieder, gegenüber denen man Verpflichtungen hat. Teilweise können die Pflichten gegenüber den Eltern als wichtiger angesehen werden als gegenüber dem eigenen Ehepartner (z. B. finanzielle Unterstützung). Weitere Probleme können sich bei der Wohnungssuche ergeben, da nicht jeder Vermieter bereit ist, ausländische Mieter aufzunehmen. Widerstände sind aber durchaus auch in den Familien der Partner zu finden, insbesondere wenn eine deutsche Frau z. B. einen Muslim heiraten möchte. Die deutsche Verwandtschaft fürchtet die Unterdrückung der Frau, die muslimische Verwandtschaft möchte keine »unmoralische« Frau in ihren Reihen. Die Unterschiede in den kulturellen Werten der Ehepartner lassen sich mit gutem Willen und der Bereitschaft zu Kompromissen jedoch oft meistern. Dies ist besonders wichtig bei allen Fragen rund um die Kindererziehung: welcher Name, welche Religion,

---

119 Homburg, 2003/2010 (online: 4.6.2017).

welche Kultur, welches Essen? Bereits die Namenswahl kann dazu führen, dass die Kinder in der Schule und im Beruf benachteiligt werden.

2.3 Mehrsprachigkeit der Kinder

Kinder, die in binationalen Ehen aufwachsen, lernen in der Regel die jeweilige Sprache der Elternteile.[120] Das gelingt problemlos, wenn die jeweiligen Elternteile sich nur in ihrer Muttersprache mit dem Kind unterhalten. Diese Zweisprachigkeit bringt eine Reihe von Vorteilen mit sich. Die Kinder entwickeln ein sehr gutes Gefühl für Sprachen und können auch andere Sprachen leichter erlernen. Auch in Berufen, in denen Internationalität und Mehrsprachigkeit gewünscht werden, haben sie deutliche Vorteile. Problematisch kann die bilinguale Erziehung bei Kindern sein, die Sprachprobleme (Aussprache, Grammatik) haben, da sie dann in beiden Sprachen korrigiert werden müssen. Auch bei Sprachstörungen soll die bilinguale Erziehung beibehalten werden, da die Begrenzung auf eine Sprache sehr viel mehr Nachteile als Vorteile bringt. Durch den bewussten Umgang mit der Sprache erfolgen in der Regel auch Synergieeffekte auf die andere Sprache. Simultan zweisprachige Erziehung ist selbstverständlich effektiver als sukzessiv zweisprachige Erziehung. Wichtig ist auf jeden Fall, dass die Kinder die Familiensprache lernen, das ist die Sprache, mit der die Eltern untereinander und mit Verwandten kommunizieren.

Zunehmend wird in Deutschland muttersprachlicher Unterricht in den Schulen für Kinder aus binationalen Ehen, aber auch für Kinder mit Migrationshintergrund organisiert. In der Praxis gestaltet sich die Vermittlung anderer Sprachen parallel zur deutschen Sprache dann als sehr schwierig, wenn beide Elternteile berufstätig sind und kaum Zeit haben, sich im Alltagsstress um solche Aufgaben zu kümmern. Im Alltag werden mehrsprachige Kinder von nur Deutsch sprechenden Kindern unterschied-

---

120 Then de Lammerskötter, o. J. (online: 4.6.2017).

lich akzeptiert. Einerseits werden sie beneidet, andererseits ist die andere Sprache auch ein Merkmal von »nicht deutsch« und kann zur Ausgrenzung führen. Es kann auch zu Unsicherheiten bei den Deutschen kommen, wenn man die Sprache nicht versteht, in der sich die anderen unterhalten.

3. Resilienz erkennen, integrieren und fördern

Dr. med. Solmaz Golsabahi-Broclawski
Vorsitzende des Dachverbandes der Transkulturellen Psychiatrie, Psychotherapie und Psychosomatik im deutschsprachigen Raum DTPPP e. V.
Medizinisches Institut für transkulturelle Kompetenz, www.mitk.eu

Mitteleuropa ist gegenwärtig das Ziel von Wanderungsbewegungen vorher nicht gekannten Ausmaßes. Es besteht Einmütigkeit darüber, dass der Wohlstand sowie die kulturelle Vielfalt und Kreativität der Europäer ihrer ethnischen Heterogenität und damit auch den Kultur- und Ländergrenzen überschreitenden Wanderungsbewegungen zu verdanken sind.

Die Frage, wie wir mit den Fremden leben, stellt sich unter den sich wandelnden Zeitverhältnissen immer wieder neu. Das, was die betroffenen Menschen – Einheimische und Migranten – im Rahmen von Migrationsprozessen durchleben, geriet mehr und mehr in das Blickfeld der Öffentlichkeit.

Viele entscheidende Fragen sind gestellt worden: Was können und müssen die Bürger eines Aufnahmelandes tun, damit das Zusammenleben funktioniert? Was kann und muss den Migranten abverlangt werden? Was überfordert die Bürger des Aufnahmelandes, und was überfordert Migranten? Wo liegen die wechselseitigen Vulnerabilitäten und Schmerzgrenzen? Wie viel Vielfalt und Nebeneinander sind sozial förderlich? Wo führt »Parallelität« durch Anderssein ins gesellschaftliche Abseits?

Als (Sozial-)Psychiatern und Psychotherapeuten sind uns Fragestellungen dieser Art sehr vertraut. Ähnliche Fragen werden im Zusammenhang mit allen, die »anders« sind, gestellt und betreffen somit nicht nur ethnische, sondern auch soziale Minoritäten und nicht zuletzt auch die Gruppe der psychisch Kranken.

Zum einen spielen Zugangsbarrieren eine Rolle, die mit den subjektiven Einstellungen und Haltungen der Migranten zusammenhängen. Gleichwohl ist auch unsere Haltung als Professionelle gefragt. Die Resilienz bei Migranten wahrzunehmen, ihnen Zuspruch zu geben, mit supportiven Maßnahmen zur Seite zu stehen, sollte uns Sozialpsychiatern deshalb ein Anliegen sein.

Die Resilienz ist die Kraft oder die Fähigkeit, in die ursprüngliche Form, Position etc. zurückkehren zu können, nachdem man verbogen, zusammengestaucht oder gedehnt wurde. Sie ist damit die Fähigkeit, sich zu erholen, aus eigener Initiative, mit nicht selten unterstützenden Faktoren von außen.

Die salutogenetische Perspektive wurde von Antonovsky (1979, 1987) erarbeitet und einer damals vorherrschenden pathogenetischen Betrachtungsweise von gesundheitlichen Entwicklungsprozessen gegenübergestellt. Antonovsky interessierten die Faktoren, die trotz einer Vielzahl von Risikokonstellationen und psychosozialen Belastungen zur Erhaltung und Wiederherstellung von Gesundheit beitragen.

Viktor Frankl, ein Psychiater, welcher durch ein Wunder fünf Jahre KZ überlebte und dabei auch in Auschwitz war, schrieb in seinem Buch »Der Mensch auf der Suche nach dem Sinn«, dass wir im Grunde kaum steuern können, was in unserem Leben geschieht, sehr wohl aber, wie wir auf diese Ereignisse reagieren.

Wir alle, ob Migranten, ob Einheimische, ob auf der Flucht oder zu Hause, haben unsere Geschichte. Wir haben unser Leben – mit seinen Höhen und Tiefen. Wir alle haben die Kraft, Schwierigkeiten zu überwinden und an unseren Erfahrungen zu wachsen.

Diese von mir im weiteren Verlauf des Kapitels erwähnten Familien sind Beispiele für die Resilienz im Rahmen der Migration und für die Kraft der Überwindung aus eigener Kraft, bei entsprechenden Rahmenbedingungen. Die Tatsache der traumatischen Ereignisse darf uns als Professionelle nicht davon abhalten, mit Klarheit und Besonnenheit die Fälle anzunehmen. Die

Resilienz zu stärken und auch zu betonen ist therapeutisch viel relevanter als die Notwendigkeit einer Aufarbeitung der Ereignisse der Vergangenheit.

Ein erstes Beispiel aus der Praxis ist eine 45-jährige Frau aus Afghanistan. Sie ist vierfache Mutter, ist mit drei Kindern und ihrem Ehemann nach Deutschland geflüchtet und hat zeitnah das Asyl bewilligt bekommen. Ihr ältester Sohn war jedoch im Vorfeld entführt worden. Nach ihrer Aussage war ihr Mann im Heimatland bei der Polizei tätig und die Taliban haben als Strafe dafür, dass er mit den Deutschen vor Ort zusammengearbeitet hatte, das älteste Kind entführt. Sie habe alles versucht, um ihn zu finden, aber bis heute erfolglos. Sie habe mit den restlichen Kindern und dem Ehemann fliehen müssen, da die Gefahr bestand, dass die übrigen Kinder ebenfalls entführt würden. Aus Angst habe sie die Suche um ihren Sohn aufgegeben und Familienangehörige vor Ort gebeten, zu helfen. Sie habe die weiteren Kinder retten wollen. Sie habe Angst und Schuldgefühle. Sie träume jeden Tag von ihrem entführten Sohn und habe Angst um ihn. Sie bete, dass er lebe und dass er sich nicht missbrauchen lasse. Damit meint sie, dass sie ihn als Selbstmordkandidat ausnutzen könnten. Sie habe sich mit den sozialen Medien beschäftigt und postet jeden Tag, dass die Familie in Europa sei. Sie wolle, dass er vielleicht davon hört und die Taliban somit keine Möglichkeit haben, ihn mit der Familie zu erpressen. Sie leide unter starken Angstzuständen, Panikattacken und Vermeidungsverhalten, wenn es um alltägliche Themen geht. Sie meide das Einkaufen und sich auf der Straße aufzuhalten. Die Zuweisungsdiagnose lautet Angst und Panikstörung bei Verdacht auf posttraumatische Belastungsstörung. Als ich sie kennenlernte, fragte ich nach dem Tagesablauf. Es stellte sich heraus, dass sie alle Aufgaben, welche sie als Pflicht für die Kinder sieht, erfüllt. Sie kümmere sich um die Kinder, und wenn es sein müsse, gehe sie auch aus dem Haus. Bei Elternausflügen der Schule sei sie aktiv dabei und sie lasse keinen Termin ausfallen. Sie sagt, sie wolle keine Medikamente, da sie Angst habe, sich zu betäuben. Sie wolle wachsam bleiben. Sie lerne Deutsch und wolle aktiv nach ihrem Sohn suchen. Sie wolle nur wissen, wie man mit Flashbacks umgeht. Die Kraft der Resilienz und der Wille zum Überleben sind stark ausgeprägt.

Unter Berücksichtigung der Tatsache, dass sie nur ein paar Schulklassen in Afghanistan besucht hat und kaum der Sprache mächtig ist, wird das Ausmaß der Salutogenese deutlich bewusst. Die üblichen Konzentrations- und Aufmerksamkeitsstörungen habe sie selbst mit Hilfe einer strukturierten Tagesplanung geregelt. Als ich mit ihr über Distanzierungsübungen sprach, fragte sie, ob das Erlernen einer Sprache eine gute Distanzierung wäre. Damit wird ihr Ansporn zum Erlernen der Sprache deutlich gesteigert, und auch die Tatsache, dass sie damit weniger abhängig wird, dient ihr als Motivation.

Warum überstehen manche Menschen katastrophale Lebensumstände besser als andere? Warum entwickeln sich Kinder aus traumatischen Familienverhältnissen zu gesunden, sozial engagierten und erfolgreichen Individuen, während ihre Geschwister in Co-Abhängigkeiten geraten, süchtig und schwer depressiv werden?

Man kann Resilienz lernen. Der lateinische Begriff »resilire« bedeutet abprallen: Manche Menschen, ob Kinder oder Erwachsene, sind offenbar deutlich besser in der Lage, mit Stress, Vergewaltigung, Naturkatastrophen, Unglücksfällen, schweren Krankheiten, Krieg, Flucht, Vertreibung und Verlusten fertigzuwerden als ihre Mitmenschen. Da sich Resilienz als wichtiger Faktor für die psychische und physische Gesundheit herausgestellt hat, überprüft die Resilienzforschung schon seit den 50er-Jahren, was es damit auf sich hat. Sind es die Gene und/oder weitere Faktoren im Alltag des Lebens? Gibt es messbare Reaktionen im Gehirn oder im Körper, wenn Belastungen auftreten? Wodurch zeichnen sich diese Menschen in Worten und Taten aus? Was unterscheidet sie von anderen Menschen? Sind ihre Kräfte auch an andere vermittelbar, lassen sie sich also lernen? Diese letzte Frage lässt sich mit einem klaren Ja beantworten.

Eine der wichtigsten Personen in der Resilienzforschung war und ist Emmy Werner. Die US-amerikanische Psychologin wurde 1929 geboren und unternahm langfristige, wegweisende Experimente auf Hawaii, genauer auf der Insel Kauai. Sie und ihr Team untersuchten jahrzehntelang einen kompletten Jahrgang: 698 Kinder, die alle 1955 auf dieser Insel geboren wurden. Involviert waren Mitarbeiter der Gesundheits- und Sozialdienste, Kinderärzte und Psychologen.

Manche Kinder wuchsen in normalen Verhältnissen auf, andere nicht: Chronische Armut, Komplikationen bei der Geburt und Familienverhältnisse, die durch elterliche Psychopathologie und dauerhafte Disharmonien belastet waren, ergaben einen schwierigen Start in ein nicht weniger schwieriges Leben. Wie gingen diese Kinder damit um?

Die Langzeitstudie startete bei den pränatalen Untersuchungen und lief anschließend über die Altersstufen 1, 2, 10, 18, 32 und 40 Jahre. Untersucht wurden biologische und psychosoziale Faktoren, die als Resilienzfaktoren wichtig sein konnten.

Ein Ergebnis, das erwartet werden konnte, lautete, dass Kinder aus positiven Verhältnissen gesünder und weniger auffällig waren als Kinder, die viel Negatives erlebt hatten. Doch etwa ein Drittel der Kinder kam auch mit negativen Umständen erstaunlich gut zurecht und zeigte sich resilient.

Der Niederländer Maurice Vanderpol, eine weitere wichtige Person in der Resilienzforschung, war jener, der die Judenverfolgungen in Holland überlebte und später herausfand, dass viele der gesunden KZ-Überlebenden einen inneren Überlebensmechanismus besaßen. Er nannte ihn »Plastik-Schutzschild« und bezeichnete einige seiner Komponenten:

- ein ausgeprägter Sinn für Humor; durchaus oft sehr schwarz, aber ausgesprochen gesundheitsfördernd,
- die Fähigkeit, jederzeit Bindungen mit anderen Menschen aufzubauen und Hilfe in Anspruch zu nehmen, sie auch aktiv zu erbitten: resiliente Menschen zeichnen sich keineswegs durch Eigenbrötlerei und harte Zähigkeit aus,
- ein persönlicher innerer Raum als Schutz vor anderen.

Wissenschaftliche Untersuchungen ergaben bereits früher signifikante Hinweise auf Zusammenhänge zwischen Resilienz und Gesundheit: So wurden beispielsweise Frauen mit Brustkrebs und einer höheren Resilienzfähigkeit häufiger gesund als weniger resiliente Patientinnen, denn auch heftige psychische Reaktionen wie Depressionen greifen das Immunsystem an und schwächen den Körper. Unterstützen Ärzte und Familien die Erkrankten mit Ermutigungen, steigt deren Resilienz. Damit kommt der modernen Resilienzforschung nicht nur wissenschaftlich und wirtschaftlich, sondern im Zuge sinnvoller Präventionsmaßnahmen auch medizinisch große Bedeutung zu.

Resilienz kann sehr gut an Menschen mit Posttraumatischer Belastungsstörung (PTBS) untersucht werden, da diese in dieser Phase eine geringe Resilienz haben. Bei diesen Menschen wird das Gehirn an zwei Stellen kleiner: erstens im Hippocampus, einer Region im limbischen System, die wichtig für Erinnerung ist, und zweitens im anterioren cingulären Cortex (ACC), einem Teil des präfrontalen Cortex, welcher für rationales Denken und das Treffen von Entscheidungen wichtig ist.

Funktionale Magnetresonanztomographie-Studien, welche den Blutfluss im Gehirn messen, haben gezeigt, dass Menschen mit PTBS, die an das Trauma erinnert wurden, dazu tendieren, einen weniger aktiven präfrontalen Cortex zu haben, stattdessen jedoch eine überaktive Amygdala, ein Teil der limbischen Gehirnregion, welche Angst und Emotionen verarbeitet.

Aufgrund dieser und weiterer Studien schließen Resilienzforscher, dass resiliente Personen die Fähigkeit haben, ihr Denkzentrum, also den präfrontalen Cortex, sowie ihr Gedächtniszentrum, also den Hippocampus, aktiv zu halten. Gleichzeitig können diese Menschen ihr Angstzentrum herunterregulieren. Dies sind chemische Prozesse, zu denen sich das Gehirn trainieren lässt. Die Resilienzforschung beschäftigt sich intensiv damit, diese Gehirnprozesse besser aufzuschlüsseln. Ein gutes Beispiel ist eine Patientin, die mir sowohl aus diagnostischer Sicht wie auch aus therapeutischer Sicht stets in Erinnerung bleiben wird:

Eine Patientin, 25 Jahre alt, afghanischer Herkunft, kommt in Begleitung ihres Mannes, 28 Jahre alt, zur Behandlung. Eine Hebamme begleitet die beiden, da sie sich Sorgen mache. Die junge Frau stille und der Hausarzt sei der Meinung, sie sei depressiv und leide unter PTBS. Sie brauche

Medikamente. Die ambulante Psychotherapie bei einem muttersprachlichen Psychotherapeuten habe nicht geholfen. Im Gespräch mit ihr lerne ich eine sehr starke Frau kennen, die mir unter Tränen von ihrem Analphabetismus berichtet. Sie habe in Afghanistan als Angehörige einer Minderheit die Schule nicht besuchen dürfen. Beide Ehepartner sind schiitischen Glaubens und kommen aus bäuerlichen Verhältnissen. Ihren Mann liebe sie und beide seien offen im Denken und wollten, dass es den Kindern anders gehe. Der Mann sei Schneider gewesen, und als er sich geweigert habe, für die Taliban zu nähen, habe man ihn öffentlich ausgepeitscht und ihm bei erneuter Verweigerung mit Enthauptung gedroht. Den beiden gelang mit den Kindern die Flucht. Das jüngste von vier Kindern sei, wie sie beide sagen, ein Zufall gewesen. Sie hätten keine weiteren Kinder gewollt, aber nähmen es als Zeichen des Neuanfangs.

Diagnostisch kann ich keine Zeichen einer PTBS feststellen und einer somatoformen Störung ebenfalls nicht. Im Rahmen der leitliniengerechten Diagnostik mit MRT-Kopf bei unklarer Genese stelle ich ein Aneurysma fest. Die Ursache für die Kopfschmerzen ist eine organische und keine psychiatrische. Sie bekommt zeitnah eine neurochirurgische Behandlung und erhält entsprechende Therapie. Sie bekommt die Möglichkeit, in unserem Institut für transkulturelle Kompetenz eine supportive Therapie zu erhalten.

Die Familie ist durch fehlende Schulausbildung bereits im Heimatland gekennzeichnet, aber ihr Wille und ihre Resilienz sind stark ausgeprägt. Da das Ehepaar feststellt, dass sie keinen Führerschein machen können, melden sie sich für den Fahrradschein bei der örtlichen Polizei an. Beide lernen mit knapp 30 Jahren zum ersten Mal, Fahrrad zu fahren. Die Kraft der Resilienz und auch der Wille zum Überleben wird an einem Nachmittag deutlich, als die beiden zu mir zur Fortsetzung der Behandlung kommen. Sie kommen mit zwei Fahrrädern mit Kinderanhänger. Die Kinder sitzen hinten, und die beiden sind stolz, dass sie ihren eigenen Weg gehen. Die Frau sagt zu mir: »Ich weiß, dass ich kaum Materielles habe. Es war nie anders. Aber ich habe meinen Kopf und mein Herz. Verstehen Sie? Ich will es anders machen und ich will, dass es den Kindern anders geht. Wir haben noch nicht den Asylstatus, aber sobald ich darf, werde ich lernen zu schreiben, und damit die Sprache. Ich will vorankommen.

Es war schwer, Fahrrad fahren zu lernen. Ich fühlte mich mit meinem Kopftuch beobachtet, aber das hat mich angespornt. Ich bin alt, ich fühle mich alt, aber ich will es schaffen.«

Die supportive Therapie an dieser Stelle hat die Funktion, die Familie zu stärken und ihre eigene Resilienz zu aktivieren. Die beiden haben wenig an üblichem Know-how, aber was sie haben, sind der Wille und die Phantasie für eine bessere Welt. Sie haben keine Bücher gelesen und auch nicht den Koran. Sie waren bis dato abhängig vom Hörensagen, aber haben sich stets Gedanken gemacht, was sich gehört und was nicht. Der Ehemann sagte: »Wenn ich als Schneider für die Taliban gearbeitet hätte, hätten alle mich als deren Sympathisanten gesehen. Das wollte ich nicht. Ich heiße sie nicht gut, ich will sie nicht in meinem Land. Ich will Menschlichkeit. Gott ist doch ein Gott der Liebe, nicht des Hassens. Was die sagen, ergibt für mich keinen Sinn.«

4. Forensische Medizin, Sucht

Die forensische Medizin spielt im Rahmen der Migration in Deutschland eine besondere Rolle. Es sind in den vergangenen Jahrzehnten viele Menschen aus den unterschiedlichsten Kulturkreisen zu uns gekommen, und es werden weitere Zuwanderungen in den nächsten Jahren erfolgen. Jede Kultur hat ihre eigenen kulturellen Riten und Besonderheiten, die zum Teil aus der Tradition oder aus der Religion abgeleitet werden. Hierzu zählt man z. B. die Genitalverstümmelung bei Mädchen und die Beschneidung bei Jungen. Über diese Rituale gab es in den letzten Jahren heftige politische Diskussionen, auch vonseiten der Medizin. Bei der forensischen Medizin (Rechtsmedizin) erfolgt die ärztliche Beurteilung von deliktisch zugefügten Körperverletzungen. Die forensische Sexualmedizin ist ein weiterer

Themenschwerpunkt. Auch die forensische Psychiatrie nimmt hier eine Sonderstellung ein. Bei den Beurteilungen in den drei Themenfeldern muss bei der Behandlung von Migranten und Migrantinnen die geltende Rechtsordnung Anwendung finden, auch wenn z. B. Genitalverstümmelungen im Herkunftsland aufgrund der dortigen Rechtsordnung erlaubt sind.

Ein wichtiger Bereich in der forensischen Medizin ist auch der Nachweis von Folter. Gerade in der heutigen Zuwanderung durch Flüchtlinge, die aus Kriegsgebieten und Staaten mit Foltermethoden kommen, ist ein Nachweis der körperlichen Folter im Heimatland ein wichtiger Asylgrund. Folter ist eine der am schwierigsten zu beweisenden Menschenrechtsverletzungen. Meist gibt es keine Zeugen; man muss sich auf körperliche Anzeichen und die Aussage des Opfers verlassen. Hier ist eine große Sensibilität vonseiten des Mediziners gegenüber dem Patienten erforderlich. Hilfreich kann auch hier sein, wenn der Mediziner und der Patient dem gleichen Kulturraum entstammen. Das Verständnis und die Handlungsweise sind dann für den Mediziner leichter einzuordnen, als wenn man den anderen Kulturkreis nicht kennt. Deshalb ist es auch wichtig, Mediziner mit Migrationshintergrund im Bereich der forensischen Medizin verstärkt auszubilden.[121]

4.1 Suchtproblematik

Suchterkrankung und Suchtgefährdung können jeden treffen, aber besonders Menschen mit Migrationshintergrund, wegen einer höheren psychosozialen Belastung durch Flucht, Verlust der Heimat, Zurechtfinden in einer neuen Umgebung und z. T. Existenzängsten. Migranten und Migrantinnen benötigen hier eine besondere Behandlung über das Maß hinaus. Die Berücksichtigung der kulturellen Besonderheiten kann zu einer schnelleren Stabilisierung der Lebensverhältnisse führen.

---

121 Grassberger et al., 2013.

Es ist wichtig, nicht zu warten, bis die Suchterkrankung auftritt, sondern im Vorfeld präventive Maßnahmen einzuleiten, um eine solche Erkrankung zu vermeiden. Eine zielgerichtete Prävention verursacht wesentlich geringere Kosten als eine teure Behandlung, wenn die Erkrankung schon eingetreten bzw. weiter fortgeschritten ist. Gerade auch jüngere Migranten sind hier eine potentielle Gefahrengruppe. Viele Jugendliche reisen allein über eine gefährliche Fluchtroute nach Europa. Unter Lebensgefahr steigen sie in Schlauchboote und müssen in vollgepferchten Zügen fahren. Vorher haben sie in ihren Heimatländern Krieg und Zerstörung sowie Verlust von Familienangehörigen und Freunden erleiden müssen. In Europa bzw. Deutschland angekommen, erwartet sie ein langwieriger Prozess der Anerkennung, der sich oft mindestens bis zu einem Jahr hinziehen kann. Diese Ungewissheit und die Untätigkeit, da man keine Arbeit aufnehmen darf, verstärkt die psychosoziale Belastung und steigert die Gefahr einer Suchterkrankung. Deshalb sollten junge Migranten und Migrantinnen in den Fokus der Präventionsmaßnahmen gerückt werden. Eine Einbettung in eine sinnvolle Beschäftigung oder vielleicht auch die Überführung in eine Pflegefamilie würde in ihrem Alltag einen strukturierten Tagesablauf gewährleisten und damit auch eine Stabilisierung ihrer Psyche bedeuten.

Weitere Infos und Quellen

Bundesdirektorenkonferenz – Verband leitender Ärztinnen und Ärzte der Kliniken für Psychiatrie und Psychotherapie (BDK) e. V. (Hrsg.): *Arbeitskreis Psychiatrie und Migration*. Ingolstadt. (online: 4.6.2017)

Bruchmann, Gaby et al., 2011: *Die Gerontopsychiatrische Versorgung unter dem Blickwinkel der Migration*. Bochum. (online: 4.6.2017)

Die Drogenbeauftragte der Bundesregierung (Hrsg.)., 2016: *Drogen- und Suchtbericht*. Berlin. (online: 4.6.2017)

5. Altenheim und Geriatrie

Nicht nur hier in Deutschland, sondern auch öfter bei Menschen mit Migrationshintergrund werden traditionell die pflegebedürftigen Menschen von Angehörigen betreut. Wenn aber die Wenigen doch ins Heim kommen, können sie auf bestehende Barrieren in der Versorgung stoßen. Die Pflegenden und die Häuser müssten deshalb auf das Thema kultursensible Pflege vorbereitet sein, was aber auch zunehmend ein Umdenken hier erfordert. Kultursensibilität in den Häusern ist inzwischen ein Wettbewerbskriterium in der qualitativen Versorgung. Hier sind z. B. Gemeindedolmetscher-Dienste, wie in Berlin und in manchen anderen Bundesländern, wichtig. Denn gerade im letzten Lebensabschnitt können gleichsprachige Pflegerinnen ein Stück Heimatgefühl speziell auch bei Demenzpatienten vermitteln.

Heimat als identitätsstiftender Faktor wird in Zeiten der Globalisierung verstärkt mit Flucht und Einwanderung assoziiert. Die neue Bundesrepublik wurde bald nach ihrer Gründung zum Einwanderungsland, ohne gesetzliche Regelungen im klassischen Sinne. Von 1954 bis 2006 zogen über 36 Millionen Menschen nach Deutschland, von denen 80 % ausländischer Herkunft waren. Als erste Einwanderungsgruppe kamen rund zwölf Millionen heimatlose Vertriebene und ehemalige Kriegsflüchtlinge. Ab Mitte der 50er-Jahre und in den darauffolgenden Jahrzehnten wurden Gastarbeiter aus der Türkei, Italien und Spanien angeworben. Diese erste Gastarbeitergeneration ist mittlerweile im Rentenalter und muss, wenn sie nicht in ihre Herkunftsheimat zurückgekehrt sind, in das System der Altersversorgung integriert werden. Hier müssen interkulturelle Besonderheiten der verschiedenen Nationen berücksichtigt werden. Jede Volksgruppe hat ihre Eigenheiten, wie mit älteren Familienmitgliedern (Eltern, Großeltern, Tanten etc.) umgegangen wird.

Während man in manchen deutschen Familien sehr schnell, oft auch aus beruflichen Gründen, das Altenheim – wie z. B. betreutes Wohnen und Service-Wohnen – als Alternative vorzieht, wird bei vielen ausländischen Familien die ältere Generation so lange wie möglich zu Hause versorgt.

Die Einstellung von ausländischen Pflegekräften ist deshalb nicht nur eine Berufschance für die jüngere Generation, sondern auch ein wichtiger Baustein zur individuellen kulturellen Betreuung der zu Pflegenden durch Pfleger/-innen aus dem eigenen Kulturkreis. Dies kann Missverständnissen und Disharmonien vorbeugen, die aufgrund von verschiedenen kulturell-religiösen Sozialisationen entstehen können.

Weiterführende Literatur/Links

Berlin-Institut für Bevölkerung und Entwicklung (Hrsg.), 2008: *Die demografische Zukunft von Europa. Wie die Regionen sich verändern.* München. (online: 5.6.2017)

Berlin-Institut für Bevölkerung und Entwicklung (Hrsg.), 2009: *Ungenutzte Potenziale. Zur Lage der Integration in Deutschland.* Berlin. (online: 5.6.2017)

Bundesamt für Migration und Flüchtlinge (Hrsg.), 2009: *Ausländerzahlen 2008.* (online: 5.6.2017)

Geißler, Reiner, 2008: Der »kriminelle Ausländer« – Vorurteil oder Realität? Zum Stereotyp des »kriminellen Ausländers«. In: *Überblick 1/2008:* S. 3–8.

Herbert, Ulrich, 2003: *Geschichte der Ausländerpolitik in Deutschland.* Bonn.

Statistisches Bundesamt, 2016: *Bevölkerung und Erwerbstätigkeit. Wanderungen 2014.* Fachserie 1, Reihe 1.2. Wiesbaden. (online: 5.6.2017)

6. Sterben in der Fremde

6.1 Der Tod und seine Bewertung im Koran

Im muslimischen Glauben entscheidet nur Allah über das Leben und den Tod des Menschen: »Und keiner bleibt lang am Leben, und keinem wird seine Lebenszeit verkürzt, ohne dass es in der Schrift verzeichnet wäre.« (Koran, Sure 35,11)

Ein strenggläubiger Moslem ist gottesfürchtig. Wann der Mensch geboren oder sterben wird, ist alles vorbestimmt, und der Mensch kann dieses Schicksal nicht abwenden. Er muss es so hinnehmen, wie es kommt. Allah sieht, kontrolliert und bestimmt alles, rund um die Uhr. Das Diesseits ist nicht wichtig, und im Jenseits wird jeder Rechenschaft ablegen müssen. Deshalb bedeutet auch eine Maßnahme wie der Abschluss einer Lebensversicherung eine Gotteslästerung.

Wenn der Mensch stirbt, geht der Verstorbene von einer Welt in die andere und muss sich an einem Tag der Offenbarung für all seine Taten verantworten. Ob der Verstorbene ins Paradies (Leben nach Regeln des Islams) oder in die Hölle kommt, hängt davon ab, welches Zeugnis der Mensch in seinem Leben im Guten oder im Schlechten geleistet hat. Die Geburt und der Tod gehören zusammen. Deshalb ist es auch für gläubige Muslime sehr wichtig, dass sie ihr Leben nach den fünf Säulen des Islams ausrichten. Es ist eigentlich verboten, für Ungläubige und Selbstmordattentäter, für Suizid, für Gewalt und Blutvergießen zu beten, weil diese Taten aufgrund des Eingreifens in Gottes Wirken ein schweres Vergehen darstellen. Auch für Märtyrer und Totgeburten wird nicht gebetet, da sie keine menschliche Unterstützung brauchen. Deshalb wird für sie Allah bzw. Gott sorgen.

Zurzeit findet weltweit, aber v. a. auch hier in Deutschland, eine lebhafte Debatte darüber statt, welchen Islam wir aufklärerisch kompatibel zu einem Rechtsstaat weiterentwickeln können. Es gibt nicht nur hier im Westen zunehmend Muslime, die sich als liberale, säkulare bzw. Kulturmuslime bezeichnen. Sie möchten einen Islam für das 21. Jahrhundert, in dem uns alle verbindende universelle Werte wie die Menschenrechte, Barmherzigkeit und die Nächstenliebe im Vordergrund stehen.

Denn durch Globalisierung werden auch unzählige religiös motivierte Gewalttaten im Namen des Islams verübt. Der politische Islam instrumentalisiert die Religion für eigene Machtzwecke, begeht Terroranschläge, schürt Hass, spaltet unsere Gesellschaft, pathologisiert die Geschlechter und betreibt Antisemitismus. Auch diese Phänomene werden innerhalb der islamischen Welt sehr kontrovers diskutiert. Es gibt deshalb nicht *den* Islam, es gibt die vielfältige Vorstellung und die Praxis davon im Sinne von Sozialengagement für Arme, Kranke und Umweltschutz. Die Aufklärung, Rechtsstaatlichkeit und Säkularisierungen sind dringend notwendig. Die universellen Werte des Grundgesetzes hier in Deutschland dürfen nicht unter dem Deckmantel der Religionsfreiheit außer Kraft gesetzt werden.

6.2 Der Umgang mit den Toten – Bestattung, Obduktion und Trauer in der Türkei

Viele Menschen möchten zum Sterben gerne in die Heimat, auch darum, weil sie die Angebote in Deutschland aus vielen Gründen nicht kennen. Das Thema Integration hat leider bis heute nicht den ganzheitlichen Ansatz des Zusammenlebens bis ans Lebensende in der Fremde auf dem Plan gehabt. Hier wäre ein interkulturell-interreligiöser bzw. weltanschauungsneutraler Hospizdienst flächendeckend erforderlich.[122]

Der Umgang mit Toten im Islam hat seine eigenen Regeln. Nach Eintreten des Todes muss zeitnah, also möglichst am gleichen Tag oder einen Tag später, der Verstorbene auf einem Tisch durch einen Angehörigen des gleichen Geschlechts (ein Mann durch einen Mann, eine Frau durch eine Frau oder alternativ durch den Ehemann) gewaschen werden und dabei der Kopf des Verstorbenen nach Mekka gerichtet sein. In Deutschland sind

---

122 Bhusal, 2016: S. 24 f.

die Vorgaben in Friedhofs- und Bestattungsgesetz geregelt – Leichen werden frühestens nach zwei Tagen, spätestens aber nach vier Tagen bestattet (aber hier gibt es auch Ausnahmen). Der Transport der Leiche und die Beerdigung in der alten Heimat sind oft mit hohen Kosten verbunden, so dass dieser Wunsch eher bei jenen Familien zu finden ist, die über die notwendigen finanziellen Mittel verfügen. Das Sozialamt übernimmt selten die entstandenen Kosten.

Manche Bestattungsvorgaben sind in unterschiedlichen Regionen und Städten wie in Frankfurt am Main unterschiedlich geregelt, wie z. B. eine Beerdigung ohne Sarg. In den letzten Jahren hat sich auf diesem Gebiet viel entwickelt und die Behörden geben sich alle Mühe, den Wünschen von Muslimen gerecht zu werden.

Bei rechtsmedizinischen Fragestellungen im Hinblick auf eine Obduktion bei Verdacht einer Fremdverschuldung als Straftat, verbunden mit der Beschlagnahme einer Leiche, gelten dann die hiesigen Gesetze. Trotzdem treten aber in der Praxis immer wieder massive Probleme auf, wenn es um die muslimische Glaubensrichtung geht, da im Islam die Unversehrtheit des Toten gilt und eine Obduktion als kritisch angesehen wird.

Nach dem Tod beginnt die Trauerphase, u. a. auch mit der Totenklage, was kulturell bedingt ist. Die lauten Rituale des Betrauerns, v. a. Schreiens (je lauter, umso größer das Ansehen der Familie des Toten), von manchen Frauen dabei können zu Kreislaufproblemen bis hin zur Bewusstlosigkeit führen.

In der islamischen Welt ist es üblich, dass bei Krankheit, aber v. a. bei einem Todesfall, die gesamte Familie, die Angehörigen und die Nachbarschaft zu Besuch kommen und so ihr Mitgefühl laut und lange zum Ausdruck bringen. Hier in Deutschland kann dies den Praxisablauf behindern und so bei Personal auf Verunsicherung und Misstrauen stoßen, was oft auch zu Konflikten führen kann. Deswegen brauchen wir auf verschiedenen Stationen der medizinischen Versorgung eine intensive und nachhaltige Aufklärungsarbeit hinsichtlich einer kultursensiblen Betreuung auch durch den Hausarzt.

Das führt nicht selten zu Konflikten zwischen den Hinterbliebenen des verstorbenen und dem Krankenhauspersonal. Auch in der polizeilichen Praxis birgt die muslimische Trauer Konfliktpotential. Denn diese lautstarke, chaotische und für viele befremdliche muslimische Trauer verursacht häufig bei Kollegen, die die Art und Weise der muslimischen Trauer nicht kennen, Unsicherheit. Dies kann wiederum zu falschen Reaktionen bzw. Überreaktionen führen.

6.3 Palliative Versorgung der MMH allgemein

*Das Problem für die Sterbenden ist nicht das Sterben,
sondern die Angehörigen.*
Franz Kafka

Nicht nur der Umgang mit Sterbenden oder die Auseinandersetzung mit dem eigenen Tod stellt uns vor große Herausforderungen, sondern überhaupt darüber zu sprechen. Dabei stirbt jede/r anders. Bei schweren Erkrankungen wird z. B. in manchen Ländern, wie im Iran oder in der Türkei, die Diagnose dem Patienten nicht mitgeteilt, damit er nicht zusätzlich belastet wird. Dies tangiert hier nicht nur die ethische Frage, sondern ähnlich wie bei unprofessionellen Dolmetschern auch die Aufklärungspflicht des behandelnden Arztes. Während man in Deutschland von einer Arzt-Patienten-Beziehung spricht, spricht man in China von einer Arzt-Patienten-Familien-Beziehung. Im Falle einer schweren Erkrankung wird die Familie zu Rate gezogen, der Patient steht im Mittelpunkt.

Wäre hier der betroffene Patient eingebunden und einverstanden, wäre das Vorgehen ethisch unproblematisch. Auch hier gilt es, die kultursensible Pflege und Versorgung, sowohl im ambulanten als auch im stationären Bereich, als ein Qualitätsmerkmal umzusetzen. Kultursensibilität, Empathie und emotionale Zuwendung fördert die Heilung. Gibt es z. B. religiöse Menschen, die Erkrankungen als Strafe Gottes betrachten oder weiterhin im Ramadan fasten möchte, muss bei den entsprechenden Stellen (oft bei Imam bzw. Hodscha) Hilfe geholt und der Wunsch der Betroffenen nach Aufklärung mit Angehörigen thematisiert und respektiert werden.

Zurzeit leben ca. 17 Millionen Migrantinnen und Migranten aus 194 Ländern in Deutschland, davon 1,4 Millionen, die über 65 Jahre alt sind. Besonders die Älteren, die hier nicht verwurzelt und sozial isoliert sind, stoßen neben sprachlichen auch auf interkulturelle und strukturelle Barrieren. Neben einer Willkommenskultur brauchen wir auch eine Abschiedskultur für unterschiedliche Kulturkreise. Wenn ein Obdachloser oder ein Asylbewerber stirbt, sind aus eigener Erfahrung die Beteiligten schnell überfordert.

Wichtig ist dabei, die interkulturellen Kompetenzen für die Betreuung der sterbenden Menschen zu fördern. Ende 2014 wurde in Aschaffenburg der Verein »Sterben in der Fremde« gegründet. Dieser Verein klärt über kulturelle Unterschiede beim Weg in den Tod auf und vermittelt interkulturelle Kenntnisse in der Hospizarbeit. Das Wort »Hospiz« kommt aus dem Lateinischen und bedeutet Herberge, Gastfreundschaft. Menschen, die müde, leidend oder sterbend sind, finden dort, was sie brauchen: Pflege, Schutz, Zuwendung und Geborgenheit. Heute steht Hospiz für eine weltweite Bewegung, die es sich zur Aufgabe gemacht hat, Schwerkranken, Sterbenden und ihren Angehörigen in der letzten Lebensphase hilfreich beizustehen und ein Lebensende in Würde zu ermöglichen. Es geht dort nicht mehr um die Heilung der Sterbenden, sondern darum, ihnen ein würdiges Leben bis zum Schluss zu ermöglichen. Dazu sollte die Gesellschaft für schwer kranke Menschen alles zur Verfügung stellen, einen offenen respektvollen Dialog zwischen allen Beteiligten und Experten ermöglichen und die Forschung bzw. Fortbildung voranbringen.

Sterbebegleitung und Sterbehilfe werden in verschiedenen Ländern und Religionen sehr intensiv diskutiert und oft kontrovers im Hinblick auf ethische Fragestellungen ausgetragen. Gerade bei psychischen Erkrankungen wie bei Depression können wir durch einen offenen, ehrlichen Umgang mit Krankheit und Tod diese Themen enttabuisieren. Nicht nur zur Geburt braucht man eine Heimat, sondern auch zum Sterben braucht man einen

Ort der Vertrautheit. Heimat ist mehr als ein Dach über dem Kopf oder ein Heim. Für die im Exil Lebenden ist es ein Erinnerungskoffer bzw. der letzte Pass.

Während man im Abendland der Mutter ein sanftes Einschlafen wünscht und der Tod über Zeitungen verkündet wird, die Besuche vorher angekündigt werden müssen und Besuche als soziale Kontrolle und lästig empfunden werden können, spielen im Orient die Verdrängung, das Nicht-wahrhaben-Wollen und gemeinsames Trauern eine wichtige Rolle. Oft bleiben die Hinterbliebenen mit ihren Sorgen, Nöten und Ängsten zurück; der Umgang mit dem Tod und das Reden darüber sind Tabus. Besser ist es, nach einer Trauerphase daran zu arbeiten, diese Energie wieder dem Leben zu widmen.

Palliative Versorgung der MMH
Dr. med. Herbert Kappauf, Facharzt für Innere Medizin – Hämatologie und Onkologie – Palliativmedizin, Facharzt für Psychosomatische Medizin und Psychotherapie, Starnberg

Begriffliche Klarheit
Palliative Versorgung als begrifflich holpriges deutsches Pendant des angloamerikanischen *palliative care* bezieht sich auf Patienten mit fortgeschrittenen unheilbaren Krankheiten. Sie umfasst nicht nur eine kompetente ärztliche Symptomkontrolle, sondern auch adäquate pflegerische oder physiotherapeutische Maßnahmen und genauso eine psychosoziale Unterstützung, die die betroffenen Angehörigen einbezieht. *Palliative Versorgung* soll begrifflich deutlicher als früher *Palliativmedizin und Hospizarbeit* eine interdisziplinäre patientenzentrierte Haltung und Aufgabe deutlich machen, unabhängig vom Ort, an dem Menschen im letzten Lebensabschnitt Hilfe und Unterstützung erfahren: ob im häuslichen Umfeld, auf einer Palliativstation oder einer anderen Krankenhausabteilung, im Pflegeheim oder einem Hospiz und gleich, ob die allgemeine (AAPV) oder spezialisierte palliativmedizinische Versorgung (SAPV) im Vordergrund steht.

In der palliativen Versorgung dominieren *symptomorientierte nichtkrankheitsspezifische* Maßnahmen. Abgegrenzt werden müssen *palliative krankheitsspezifische* Therapien, die, obwohl sie keine Heilung erreichen, durchaus ein längeres und besseres Leben mit einer schweren Krankheit gewährleisten können: Das trifft beispielsweise zu für Medikamente und eine häusliche Sauerstofftherapie bei einer chronischen Atemwegserkrankung. Aber auch Tumorpatienten können mit einer palliativen antihormonellen Medikation oder palliativen Chemotherapien trotz Metastasierung nicht selten auch über Jahre gut leben, eventuell auch längere Zeit weiter berufstätig bleiben.

Während palliative Versorgung früher konzeptionell dann begann, wenn weitere krankheitsspezifische Therapien keine lebensverlängernde oder Lebensqualität verbessernde Erfolgsaussicht mehr hatten – die Patienten in einem krankheitszentrierten Medizinverständnis damit »austherapiert« waren – ist es heute gute klinische Praxis bei unheilbaren Erkrankungen, symptomorientiert frühzeitig die patientenzentrierte Haltung und Therapieansätze der palliativen Versorgung mit jeweils krankheitsspezifischen palliativen Therapiemaßnahmen zu kombinieren.

Hohe Wertigkeit von kommunikativer Kompetenz
Palliative Versorgung erfordert damit hohe Bereitschaft zur interdisziplinären und interprofessionellen Kooperation sowie hohe kommunikative Kompetenz. Denn Schwerkranke erleben ihr Leiden unabhängig von der Prognose zunächst als existentielle Krise. Die psychische Bewältigung von Krisen geschieht ganz wesentlich kommunikativ, andererseits ist Kommunikation gerade in Krisenzeiten besonders störanfällig, selbst wenn keine Sprachbarrieren vorliegen.

Wenn *palliativ* selbst für Menschen in medizinischen Berufen keineswegs ein eindeutiger und einfacher Begriff ist, so ist er noch mehr anfällig für Missverständnisse, wenn ein Migrationshintergrund ihn zusätzlich sprach- oder kulturgebunden anders versteht, besonders wenn die unterschiedliche Interpretation den professionellen Gesprächspartnern gar nicht bewusst ist. Wenn der Begriff *palliativ* verwendet wird, ist es deshalb notwendig, ein gemeinsames Verständnis herzustellen. Konkrete ärztliche Aussagen wie z. B. »Ich möchte helfen, dass es Ihnen möglichst lange möglichst gut geht, und deshalb mehr über Ihre Beschwerden erfahren« verdeutlichen die Zielsetzung und erleichtern eine tragfähige therapeutische Beziehung. Für eine solche ist Vertrauen notwendig. Dieses ist aber nicht einfach, wenn sich für Menschen, die vor Gewalt und Verfolgung geflohen sind und eventuell Verrat, Haft und Folter erfahren und durchlebt haben, Misstrauen oft als Überlebensstrategie bewährt hat. In der psychischen Auseinandersetzung mit einer diagnostizierten schwerwiegenden Erkrankung werden auch nicht selten derartige traumatische biographische Erfahrungen reaktiviert und modifizieren die Beschwerden.

Wichtig ist es, Patienten mit Migrationshintergrund nicht kulturelle Schablonen überzustülpen, sondern genauso individuell zu differenzieren wie bei anderen Patienten auch: Wie ist die sprachliche Verständigung? Gibt es ein hilfreiches soziales Umfeld? Inwieweit gibt es Konflikte mit beibehaltenen oder aufgegebenen Praktiken und Werten der Hintergrundkultur? Was bedeutet die jetzige unheilbare Krankheit in der Biographie und für das soziale Umfeld?

Genauso wie viele afrikanischen Patienten, die die kürzliche Ebola-Epidemie in Westafrika überlebt haben und nun eine Immunität gegen Ebola besitzen, sozial verstoßen werden, so führt auch eine Krebserkrankung vor manch kulturellem Hintergrund angstbesetzt oder schuldzuweisend zu einer sozialen Ausgrenzung. Dann kann eine offene Kommunikation außerhalb der Arzt-Patienten-Beziehung eine soziale und emotionale Unterstützung gefährden und sich somit dysfunktional auf die Krankheitsbewältigung auswirken.

Eine beidseitige Sprachbarriere führt oft zu nicht hilfreichen diagnostischen Ersatz- oder Übersprunghandlungen. Falls eine sprachliche Verständigung nicht möglich ist und Dolmetscher herangezogen werden müssen, ist zu beachten, dass gegenüber dolmetschenden Angehörigen gewisse Krankheitsaspekte eventuell tabuisiert werden, dies gilt besonders oft für gegengeschlechtliche Dolmetscher. Genauso sind aber auch bei der wortgetreuen Wiedergabe von Patientenbeschwerden durch professionelle Übersetzer ärztliche Missverständnisse häufig, wenn kulturelle Metaphern entgehen: Wenn bereits Franzosen bei Unwohlsein, das die meisten Deutschen auf den »Kreislauf« schieben, mit einer »crise de foie« ihre Leber anschuldigen, so sollte die Aussage eines türkischen Patienten: »Meine Lunge brennt«, nicht reflexartig ein Thorax-CT indizieren, da der Patient oft in diesen Worten ausdrückt, dass er großen Kummer hat.

Patienten hören und lesen in einer Situation großer Verunsicherung jenseits der Worte. Sie nehmen sehr genau wahr, inwieweit die verbale Mitteilung des Arztes mit seinen nonverbalen Signalen übereinstimmt. Letztere entscheiden, ob Informationen als glaubwürdig aufgenommen und verarbeitet werden können. Ein einfühlsames Gespräch mit Patienten, eventuell gemeinsam mit Bezugspersonen, über bedrohliche Themen ihrer Krankheit steigert nicht die Bedrohung, sondern vermindert die mit ihr verbundene emotionale und zwischenmenschliche Belastung.

Körperkontakt
Wir sind es in Deutschland gewohnt, Körperkontakt für die Herstellung einer therapeutischen Beziehung zu nutzen: ein Händedruck bei der Begrüßung, Blickkontakt, empathische Berührung bei Traurigkeit oder Weinen in der Beschwerdeschilderung. Dies kann mit einem anderen kulturellen Hintergrund – besonders bei gegengeschlechtlichen Interaktionspartnern – als übergriffig erlebt werden.

Genauso kann aber gerade die Unterlassung des westlichen Händedrucks durch den Arzt als beleidigende Herabsetzung interpretiert werden. Somit hat sich in meiner Praxis bewährt, Patienten unabhängig von ihrem kulturellen Hintergrund mit gleichem Respekt und gleicher Sensibilität zu begegnen, aber bei Migrationshintergrund gegebenenfalls das eigene Verhalten zu erklären: »Für mich ist es ein Gebot des Respekts und der Wertschätzung, meinen Patienten die Hand zu schütteln.«

Ähnliches gilt für die für manche Kulturen problematische, weil als schamverletzend oder sogar übergriffig empfundene körperliche Untersuchung von gegengeschlechtlichen Patienten: »Ich möchte Ihnen bei ihren Beschwerden möglichst gut helfen, deshalb ist es notwendig, dass ich Sie genauso sorgfältig untersuche wie meine anderen Patienten auch. Falls Ihnen das weniger unangenehm ist, wenn ein Angehöriger bei der Untersuchung bei Ihnen bleibt, ist dies gerne möglich.« Das Wahrnehmen und Ansprechen von nonverbaler Abwehr ist dabei wichtig.

Hilfreich ist es auch zu wissen, dass der ärztliche Beruf – auch wenn er sehr geschätzt wird – in manchen kulturellen Gruppen, beispielsweise bei Sinti und Roma, als »unreine Profession« betrachtet wird und deshalb eine immanente Ambivalenz in der Beziehungsgestaltung nicht überraschend ist.

Kulturelle Differenzen in der Sterbephase
In der palliativen Versorgung von Patienten mit Migrationshintergrund sind kulturelle Differenzen besonders auch in der Sterbephase zu berücksichtigen. Während in Deutschland schwerkranke Menschen und oft auch die medizinischen Einrichtungen, in denen sie stationär behandelt werden, Krankenbesuche auch zur Schonung des Patienten oft auf nahe Angehörige beschränken, sind vor anderem kulturellem Hintergrund häufige und zahlreiche Besuche ein wichtiges Zeichen, dass der Kranke weiterhin zu ihrer Gemeinschaft gehört – selbst wenn gleichzeitig die unheilbare Erkrankung verbal tabuisiert wird.

In der evidenzbasierten Palliativmedizin wird seit einigen Jahren thematisiert, dass in der Sterbephase die fortgesetzte Gabe von Flüssigkeit und Nahrung für eine gute Symptomkontrolle meist kontraproduktiv ist. Im christlichen – aber auch islamischen – Kontext ist ein längeres Leben bei einer fortgeschrittenen Krankheit kein Wert an sich, so dass die Beendigung von Nahrungs- und Flüssigkeitszufuhr bei Sterbenden meist unterstützt oder gewünscht wird, sobald klargestellt ist, dass die Patienten dadurch nicht Hunger oder Durst leiden. Essen und Trinken haben über die Kalorien- und Flüssigkeitsbilanz aber kulturell und religiös andere Konnotationen.

Im religiösen Judentum ist es göttliches Gebot, das Geschenk des Lebens bis zum Schluss auszukosten. Das rechte (koschere) Essen hat eine lebensbejahende Bedeutung. Da die Gabe von Nahrung als eng mit der Güte Gottes verknüpft betrachtet wird, kann dann die Beendigung der Nahrungszufuhr bei Sterbenden durchaus problematisch gesehen werden.

Der Buddhismus appelliert, Nahrung bewusst und mit Achtsamkeit aufzunehmen. Bei der pflegerischen Hilfe bei der Nahrungsaufnahme (»Füttern«) sollen Schwerkranke deshalb eine Wertschätzung ihres spirituellen Bemühens spüren. Das Anreichen von Essen und Trinken im Sterbeprozess ist dagegen geradezu verboten, um den Sterbenden beim Einstieg in die Transparenz nicht zu stören. Der Moment des Todes ist dann der Augenblick, in dem der Geist den Körper verlässt, der keineswegs als identisch mit dem letzten Herzschlag gesehen wird.

In der hinduistischen Tradition ist wichtiger als die Nahrungsmittel selbst, wer das Essen zubereitet hat, da Übeltaten eines Menschen auf die von ihm zubereiteten Speisen übergehen.

Eine einfühlsame verbale und nonverbale Kommunikation, die individuelle und kulturelle Besonderheiten wertschätzt, vermittelt selbst in einer unheilbaren Krankheitssituation Hoffnung, indem sie realistische Handlungsoptionen aufzeigt und oft auch ohne viele Worte empathisch begleitet und Autonomie respektiert: sei es hinsichtlich medizinischer Prioritäten, der Wahl der Sterbeumgebung, der anwesenden Bezugspersonen oder des Ermöglichens von hilfreichen Ritualen.

6.4 Kulturelle Unterschiede, Glaube, Sterbehilfe und Selbstmord

Das Thema Suizid, Sterbebegleitung und Sterbehilfe wird in allen Kulturen kontrovers diskutiert und im Hinblick auf die Religionen und Weltanschauungen auch unterschiedlich praktiziert. Diese Fragen sind nicht nur eine ethische Herausforderung. Es geht fundamental auch darum, wie eine Gesellschaft mit denjenigen Menschen umzugehen pflegt, die auf unsere Hilfe angewiesen sind.

Glaube
Die Religionen gehören zu unserer Kultur. Im Kern vermitteln sie uns Liebe, Barmherzigkeit, Respekt vor Gott und Werte für Sozialengagement, für unseren Einsatz für eine gerechte Welt, für Arme, Kranke und für unsere Umwelt. Deshalb dürfen sie nicht für Interessenkonflikte und Macht instrumentalisiert werden. Gerade in einer Zeit der Vielfalt und Globalisierung müssen zeitgemäß die Gemeinsamkeiten in den Vordergrund gestellt werden. Die Ausübung des individuellen Glaubens kann am besten in einem säkularen Rechtsstaat unsere Gemeinschaft stärken. Nur so wird Glaube zu einer Quelle der Inspiration, der Toleranz und der Liebe. Viele Menschen suchen nach Orientierung, Halt, Sinn und nach Gemeinschaft für ihr eigenes Leben, nicht nur in Zeiten der Krisen und der schweren Krankheiten. Viele Menschen engagieren sich ehrenamtlich für ihren Glauben, sei es in der Gemeinschaft, in Kirchen, Moscheen und Synagogen, oder sei es in Fragen der Solidarität mit den Flüchtlingen. Ebenfalls engagieren sich viele Menschen aus eigener weltanschaulicher und humanistischer Überzeugung für unsere Gemeinschaft. Bei all diesen wertvollen Leistungen geht es darum: Alle Menschen sind gleichwürdig.

Dass auch verschiedene Religionen wie Christentum, Judentum, Islam und verschiedene Ethnien friedlich miteinander tolerant leben können, zeigt das säkulare Kulturland Aserbaidschan. Aserbaidschan ist das erste Land der muslimischen Welt, und eines der ersten weltweit, das 1918 den

Frauen Wahlrecht gewährte und später, 1967, dem »Schleierablegen« in Baku ein Denkmal gesetzt hat.

Spiritualität, Glaube und seelische Gesundheit
Bei schwerer Erkrankung oder drohendem Tod gewinnen Glaube und Spiritualität eine enorme Bedeutung. Es ist schon in einzelnen Kapiteln viel zu den kultur- und religionsspezifischen Einstellungen gesagt worden.

In einem Buch über interkulturelle Medizin und Kommunikation ist es für mich bedeutsam, die geistigen Gemeinsamkeiten, das Verbindende und Helfende in den Religionen zu finden.

Als Arzt/Ärztin sollte ich mir in Begleitung meiner Patienten der Bedeutung dieses Themas in Hinblick auf Krankheitsbewältigung, Umgang mit schwerer körperlicher Erkrankung und nahendem Tod bewusst sein und eine Offenheit dafür haben. Geistige Resilienz kann entscheidend einen positiven Einfluss auf den Verlauf einer Erkrankung haben.

Religionen geben eine Perspektive auf eine transzendente Wirklichkeit auch jenseits des Lebens. Positiv sind für mich folgende Überzeugungen, die sich in vielen Religionen finden:

Der Glaube an das ewige Leben bedeutet für viele Menschen, Erkrankte wie zurückbleibende Angehörige, Trost und hilft ihnen, den Abschiedsschmerz und die Angst vor Trennung von geliebten Menschen zu bewältigen. Der Glaube an einen Gott bzw. an eine transzendente Wirklichkeit, die Gerechtigkeit herstellt, ist zur Bewältigung von Trauma, Gewalterfahrung, aber auch beim nahenden Tod in der Reflexion über das eigene Leben wichtig. Verzeihen-Können im Glauben an eine transzendente Gerechtigkeit kann zur inneren Heilung entscheidend beitragen.

Hier können jedoch Glaube und Religionen auch angststiftend sein, wenn sie sehr das Gericht, einen strafenden Gott, Schuld und Sünde in den Vordergrund setzen. Hier sitzen religiöse Prägungen, anerzogene Glaubensüberzeugungen emotional sehr tief und zum großen Teil unbewusst seit der Kindheit und können in existentiell bedrohender Lebenskrise wie schwerer Erkrankung hervorbrechen: Zum einen besteht die Angst, man könnte nicht gut genug gewesen sein, es droht die Hölle. Zum anderen herrscht die Überzeugung, dass die Erkrankung eine Strafe Gottes für sündiges Verhalten sei.

Hier gilt es für Therapeuten, sensibel hinzusehen, ggf. Seelsorge und Therapie in dieser Phase anzubieten. An dieser Stelle sei erneut Viktor Frankl, der als jüdischer Psychiater das KZ überlebt hat, in seiner spirituellen Überzeugung genannt. Er hat einen sehr aktiven und selbst sinngestaltenden und sinnsuchenden Umgang in Situationen des Leides persönlich erlebt und gelebt. Seine auf diesen Überzeugungen basierende Logotherapie kann interkulturell und über alle Religionen hinweg wichtige Antworten liefern. Sie gibt dem Patienten eine Möglichkeit, aktiv seine Erkrankung zu gestalten und sie nicht passiv in der Opferrolle zu erleben, dies ist für die Krankheitsbewältigung sehr hilfreich. Frankl thematisiert die Frage nach dem Sinn in seinem Buch »Der Mensch vor der Frage nach dem Sinn«: »Sinn kann nicht gegeben werden, Sinn muss gefunden werden.«[123]

»Es gibt keine Lebenssituation, die wirklich sinnlos wäre. Dies ist darauf zurückzuführen, dass die scheinbar negativen Seiten der menschlichen Existenz, insbesondere jene tragische Trias, zu der sich Leid, Schuld und Tod zusammenfügen, auch in etwas Positives, in eine Leistung gestaltet werden können, wenn ihnen nur mit der rechten Haltung und Einstellung begegnet wird.«

Selbstmord und Sterbehilfe in China
In China gehören Sterben und Tod zu den Tabuthemen.[124] Die Familienmitglieder meiden das offene Gespräch oder sogar Gedanken über diese Themen, weil sie überzeugt sind, dass es Unglück bringt. Über Verstorbene wird nur indirekt gesprochen. Durch dieses Verhalten werden die Sterbenden trotz familiärer Umgebung isoliert, denn sie haben keine Möglichkeit, über ihre Ängste und Wünsche zu sprechen. Liegt ein Kranker im

---

123 Frankl, 1988.
124 Becker, 2012: S. 46 ff.

Sterben, informieren viele Ärzte nur die Familienmitglieder, die es wiederum dem Patienten verheimlichen. Aus der Sicht der Familie geschieht dies zum Wohle des Patienten. Dieser jedoch möchte Gewissheit und fühlt sich hilflos und ängstlich. Auch für die Familie kann dies nicht leicht sein, verlangt der Konfuzianismus doch die Unterdrückung von Gefühlen zugunsten des harmonischen Zusammenlebens. Es ist daher möglich, dass chinesische Patienten oder deren Familien ein Gespräch über diese Themen ablehnen.

In der konfuzianischen Lehre gehört der Körper eines Menschen nicht ihm selbst, sondern den Eltern, die ihn geboren haben. Selbstmord ist somit aus moralischer Sicht nicht zulässig und wird als egoistischer Akt angesehen, weil man seine Familie im Stich lässt.[125]

Die »Wahrung des Gesichts«, d. h. des öffentlichen Ansehens einer Person, hat in China eine hohe Bedeutung. Durch den Selbstmord eines Familienmitglieds verliert die Familie das Gesicht, weil Bekannte und Freunde denken, dass man die betroffene Person nicht genügend unterstützt hat und unfähig war, ihr zu helfen. Daraus lässt sich auch die Einstellung zur Sterbehilfe erklären, die abgelehnt wird. Trotz der traditionellen Ablehnung von Selbstmord ist die Suizidrate in China hoch. Ursachen dafür sind der hohe Leistungsdruck in Schulen und Universitäten und der Arbeitsmarkt. Studienorte und Arbeitsplätze kann man sich oft nicht aussuchen, so dass man von der Familie getrennt leben muss. Zusätzliche Belastungen treten bei der Partnerwahl auf, bei der die Familie mitbestimmt. Pflegeheime und Hospize werden weitgehend abgelehnt, weil es zur Pflichterfüllung der Kinder gehört, sich um ihre Eltern zu kümmern.

Selbstmord und Sterbehilfe in Japan
In Japan unterscheidet man bei der Sterbehilfe zwischen *anrakushi* (»friedlicher Tod« – aktive Sterbehilfe) und *songenshi* (»würdevoller

---

125 Guo, 2011: S. 16 ff.

Tod« – passive und indirekte Sterbehilfe).[126] Die aktive Sterbehilfe wird von den meisten Japanern traditionell abgelehnt (Buddhismus, Shintoismus, Konfuzianismus). Offiziell ist Sterbehilfe in Japan unter bestimmten Bedingungen erlaubt (unheilbare Krankheit, unerträgliche Schmerzen, Ausschöpfung aller medizinischen Mittel und Patientenwillen). Kann der Patient nicht mehr selbst entscheiden, geht die Verantwortung auf die Angehörigen über.

Selbstmord kommt in Japan relativ häufig vor: »Zehn bis 20 Prozent der Menschen, die in die Notaufnahme eingeliefert werden, haben versucht, Selbstmord zu begehen.« Ehrenhafter Selbstmord liegt vor, wenn der Mensch anderen geschadet hat und mit seinem Freitod die Ehre der Familie wiederherstellen möchte.[127]

Selbstmord und Sterbehilfe im Judentum
Bei schwerstkranken Menschen, bei denen keine Hoffnung mehr auf Heilung besteht, ist die Beihilfe zur Selbsttötung in Deutschland nicht strafbar. Als Arzt ist man immer mit diesen Fragen aus unterschiedlichen Richtungen, v. a. von den Betroffenen und deren Angehörigen, konfrontiert. Die Angst bei den Betroffenen besteht darin, am eigenen Lebensende die Autonomie zu verlieren und somit fremdbestimmt der Apparativmedizin ausgeliefert zu sein oder einfach den anderen zur Last zu fallen.

Im Judentum ist das Leben ein Geschenk und uns geliehen. Die Diskussionen drehen sich nicht um die Frage nach Halacha, ob der betroffene Mensch noch eine Lebensqualität hat, ob ein Leben noch lebenswert ist, sondern, wie in der Tora klar kommuniziert wird, um das Tötungsverbot, die Selbsttötung und die Beihilfe zum Suizid, anders als im säkularen Rechtsverständnis. Nach dem jüdischen Verständnis hat der Arzt die Pflicht, dem Betroffenen zur Seite zu stehen. Die Beihilfe wird sogar als schwerwiegender als Selbstmord eingeschätzt.

---

126 Mareike, 2012 (online: 24.5.2017).
127 Blaschke, 2013 (online: 24.5.2017).

7. Beschneidung

Das Thema Beschneidung prägt wahrscheinlich die betroffenen Kinder, Jugendlichen, aber auch die Erwachsenen ein ganzes Leben, denn das Grundvertrauen der Kinder zu den eigenen Eltern wird bei diesem Akt erschüttert. Die Beschneidung von Mädchen, meist im Alter von vier bis zwölf Jahren, wird vor allem in afrikanischen Ländern, auf der arabischen Halbinsel, in Indonesien, Malaysia und Indien praktiziert. Die Zahl der beschnittenen Frauen wird auf 135 Mio. geschätzt.

Man unterscheidet drei Typen bei der weiblichen Beschneidung: Die *Klitorisbeschneidung Typ I* ist die mildeste Form und umfasst die teilweise oder vollständige Entfernung der Klitoris. Bei der Exzision Typ II werden die Klitoris und die kleinen Schamlippen entfernt. Diese Form ist am weitesten verbreitet (ca. 80 %). Bei der *Infibulation Typ III* werden die Klitoris und die kleinen Schamlippen entfernt, die großen Schamlippen ausgeschabt und bis auf eine kleine Öffnung zusammengenäht. Diese Beschneidung wird auch »pharaonische Beschneidung« genannt und führt dazu, dass der Geschlechtsverkehr und das Gebären erschwert werden. Das Aufschneiden der kleinen Öffnung (Defibulation) bedeutet neue Verletzungen und damit Gesundheitsrisiken.

Die Beschneidung erfolgt in der Regel durch ältere Frauen, eher selten durch Hebammen und Ärztinnen. Weder der Beschneidungsort noch die verwendeten Schneidinstrumente (z. B. Rasierklingen, Scherben) sind steril, und der Eingriff erfolgt meist ohne lokale Betäubung. Die gesundheitlichen Folgen können je nach Umfang der Beschneidung sehr weitreichend sein und auch zum Tode führen (Verbluten, Infektionen, Zystenbildung verbunden mit Schmerzen, Inkontinenz, ungewollte Sterilität). Die Verletzungsrisiken steigen durch die Gegenwehr der Mädchen.

Begründet wird die Beschneidung mit Tradition, sozialem Druck (nur eine beschnittene Frau kann heiraten), ästhetischen Gründen und Schutz der Jungfräulichkeit. Keine Religion fordert die weibliche Beschneidung; es gibt auch keine medizinische Rechtfertigung dafür. Betroffen sind nicht nur muslimische Frauen, sondern auch Christinnen und andere ethnische Gruppen.

Verschiedene Organisationen bezeichnen die Beschneidung als Genitalverstümmelung und versuchen durch Aufklärungskampagnen diese Eingriffe zu verhindern. In den meisten Industrieländern ist die weibliche Beschneidung verboten und wird als Körperverletzung geahndet. Dies stößt durchaus auf Unverständnis bei den Menschen, die in einem Kulturkreis aufgewachsen sind, der eine Beschneidung als wünschenswert ansieht. Ein Verbot allein genügt nicht, denn dadurch erfolgt die Beschneidung heimlich, und eine medizinische Versorgung bei Komplikationen unterbleibt aus Angst vor strafrechtlichen Konsequenzen.

Aufgrund der Migration von beschnittenen Frauen und Mädchen werden auch hier Ärzte und Pflegepersonal mit diesem Thema konfrontiert. Ärzte und Pflegepersonal, die beschnittene Frauen betreuen, müssen sehr sensibel für die Einstellungen und Probleme dieser Frauen sein. Der Begriff »Verstümmelung« kann durchaus auch für die Betroffenen als abwertend empfunden werden. Auch sollten keine abwertenden Bemerkungen über den Kulturkreis der beschnittenen Frauen erfolgen. Dies fällt vielleicht leichter, wenn man weiß, dass Mitte des 19. Jahrhunderts bis Mitte des 20. Jahrhunderts auch in den westlichen Ländern die Klitorisentfernung bei Frauen aus medizinischen Gründen (z. B. Hysterie, Nymphomanie) empfohlen und auch durchgeführt wurde.

Die Beschneidung von Jungen wird in der Regel religiös begründet (Islam, Judentum) und besteht aus der Entfernung der Vorhaut. Im Unterschied zur weiblichen Beschneidung werden hier von den Befürwortern eine Reihe von Vorteilen als Argumente aufgeführt, die damit verbunden seien (Hygiene, Reduktion von Übertragung von Infektionskrankheiten, Reduktion des Peniskarzinoms). Im Hinblick auf die Beschneidung von Jungen wird die Frage der Körperverletzung sehr kontrovers diskutiert und ist nicht einheitlich geregelt.

Quellen

Bundesministerium für Familie, Senioren, Frauen und Jugend (Hrsg.), 2005: *Genitale Verstümmelung bei Mädchen und Frauen*. Berlin, 2005.

Internationale Gesellschaft für Menschenrechte (IGFM), (o. J.): *Weibliche Genitalverstümmelung (FGM)*.

Kraft, Hannah (o. J.): *Weibliche Genitalverstümmelung*. Auf: WOM-AFRIKA. Frausein in Afrika (online 5.6.2017)

Institut für Islamfragen, 2005: *Beschneidung (online 5.6.2017)*

Enzyklopädie des Islam (o. J.): *Beschneidung beim Mann* (online: 5.6.2017: www.eslam.de/begriffe/b/beschneidung.htm).

Stöckli, Dominique Béguin, 2007: Frauenbeschneidung oder weibliche Genitalverstümmelung. In: Domenig, Dagmar (Hrsg.): *Transkulturelle Kompetenz. Lehrbuch für Pflege-, Gesundheits- und Sozialberufe*. Verlag Hans Huber, 2. Auflage.

Wichtigste chronische Komplikationen
1. Verletzung der ableitenden Harnwege mit Urethralstenose bzw. Urethralverschluss: Folgen sind rezidivierende Harnweginfekte, Harnverhalte und Harninkontinenz.
2. Gynäkologische Probleme: Insbesondere bei Beschneidung Typ III zeigt sich in 20 % durch Narbenbildung eine Fusion der Labien: Die Frauen leiden unter Menstruationsstörungen, Entzündungen der Gebärmutter und Eierstöcke, Vaginismus und Schmerzen beim Sexualverkehr. Durch die Klitorisbeschneidung besteht oft auch eine Orgasmusstörung. Vor, während und nach der Geburt kommt es zu Komplikationen, die auch eine Gefährdung für das Kind bedeuten (Asphyxie),

durch vorzeitige Defibulation vor der Geburt können diese Komplikationen reduziert werden.
3. Psychische Störungen: Es bestehen vielfach schwere psychische Störungen, über die die Kinder durch die frühe Traumatisierung nicht sprechen können: Ängste, Depressionen, Frigidität, Partnerschaftsprobleme und chronische Reizbarkeit.

Kentenich, Heribert; Utz-Billing, Isabell, 2006: Deutsches Ärzteblatt, Weibliche Genitalverstümmelung, lebenslange Leiden, 103 (13) A842-84, B716, C692. (online: 28.05.2017)

8. Gewalt in der Ehe

Gewalterfahrung, ein wichtiges Thema in der Hausarzt-Praxis, ist nicht nur bei Migranten-Ehen anzutreffen und auch nicht von einer bestimmten sozialen Schicht abhängig. Migrantinnen haben jedoch zusätzliche Probleme, da sie nicht genügend über ihre Rechte und Hilfsangebote informiert sind.[128]

In der Praxis hat die betroffene Frau Schwierigkeiten, über das Thema zu sprechen. Zum einen ist es schambehaftet und tabu, zum anderen kann vielleicht nicht darüber gesprochen werden, weil Familienangehörige als Sprachvermittler anwesend sind. Diffuse Ängste über negative Konsequenzen können sogar dazu führen, dass Hilfsangebote abgelehnt werden, wenn eine Reaktion von z. B. der Polizei oder Nachbarn erfolgt. Ganz unbegründet sind solche Ängste nicht, insbesondere wenn der Aufenthaltsstatus nicht gesichert ist (Asylverfahren, weniger als zwei Jahre Aufenthalt in Deutschland, illegaler Aufenthalt). Hinzu kommen noch Angst vor Kindesentzug durch den Vater und das Problem, eine eigene Wohnung zu finden.

---

128 Rat für Kriminalitätsverhütung Schleswig-Holstein (Hrsg.), 2003 (online: 24.5.2017).

Zudem sind der Druck durch die Familie und die Angst vor einer sozialen Isolierung sehr groß. Hier besteht ein großer Bedarf an muttersprachlichen Informationen, v. a. bei sozial benachteiligten Menschen und insbesondere bei Frauen, die öfter in die Frauenhäuser gehen müssen (hier leistet der Verein »Armut und Gesundheit in Deutschland« Pionierarbeit).

9. Folter und Trauma

Folter ist ein schweres Verbrechen und eine der schlimmsten Formen der Gewaltanwendung. Für den medizinischen Bereich ist zunächst wichtig, Folteropfer zu erkennen, denn durch die Traumatisierung sprechen die Betroffenen selber nicht über dieses Thema, insbesondere wenn eine sexuelle Misshandlung wie Vergewaltigung vorliegt.

Traumabehandlung, ein Fallbeispiel
Dieses Fallbeispiel aus einer gastroenterologischen Praxis soll das Problem der sexuellen Gewalt und Traumatisierung verdeutlichen:

Die Anmeldung zur Enddarmspiegelung eines 25-jährigen Mannes aus Somalia erfolgte zunächst über die Hausärztin, der männliche Patient sei vergewaltigt worden und habe starke Schmerzen bei der Defäkation (Stuhlentleerung). Es wird ein deutscher Betreuer genannt, der sich um den Patienten bemüht und ein Vertrauensverhältnis aufgebaut hat. Zur weiteren Terminierung und Absprache, ob der Patient überhaupt für meine Praxis geeignet ist, da außer der Prokto-Coloskopie keine weiteren speziellen proktologischen Untersuchungsmethoden angeboten werden, erfolgt zunächst das Telefonat mit diesem Betreuer.

Hier ist zu erfahren, dass der Patient sich ausschließlich dem deutschen Betreuer anvertraut, da eine Vergewaltigung unter seinen eigenen Landsleuten ihn stigmatisieren und zu einer Ablehnung führen würde. Dieser Aspekt ist enorm wichtig, denn häufig werden Patienten ja auch von Landsleuten, die dolmetschen, begleitet. Es wird zudem deutlich, wie wichtig es gerade bei traumatisierten Patienten ist, einen genauen Diagnoseablaufplan zu erstellen und diesen im Vorfeld zu besprechen. Hierdurch können für den Patienten stark angstbesetzte Wiederholungsuntersuchungen vermieden werden. Der Patient wurde im Beisein des Vertrauensmannes auf Wunsch doch zunächst in meiner Praxis zur Proktoskopie einbestellt. Hier war zu entscheiden, ob die Untersuchung unter Sedierung erfolgen muss, welches üblicherweise bei der kurzen Untersuchung nur selten, bei sehr empfindlichen Patienten, gemacht wird. Im Beisein des Begleiters konnte die Proktoskopie ruhig und vorsichtig ohne Sedierung durchgeführt werden. Es zeigte sich zum Glück nur eine Proktitis, die mit Salben zunächst behandelt wurde.

Die Bedeutung der psychischen Foltermethoden, die in den letzten Jahren zugenommen haben, um keine äußerlichen Spuren zu hinterlassen, ist bereits 2007 in einem Interview von Manfred Nowak genannt worden. Manfred Nowak ist Sonderberichterstatter des UN-Menschenrechtsrats über Folter, Professor für Internationalen Menschenrechtsschutz am Institut für Europarecht, Internationales Recht und Rechtsvergleichung der Universität Wien und Direktor des Ludwig-Boltzmann-Institutes für Menschenrechte. Anlässlich des UN-Tages gegen Folter am 26. Juni 2007 sprach Roland Schönbauer, UNHCR-Sprecher in Österreich, mit ihm über seine Arbeit im Kampf gegen Folter: »Folter kann jemandem schwere Schmerzen und Leid zufügen, ohne irgendwelche Spuren zu hinterlassen. Darum geht es bei modernen, ausgeklügelten Foltermethoden, wie beispielsweise der psychologischen Folter. Es gibt viele Varianten, die so genannte Desorientierung oder Sinnesverwirrung verursachen. ›Waterboarding‹ vermittelt der Person den Eindruck, wirklich zu ertrinken, und kann sehr, sehr starke Ängste hervorrufen. Oder wenn individuelle Phobien der Gefangenen ausgenutzt werden. Zum Beispiel wenn jemand extreme Angst vor Hunden hat und die Person dann mit verbundenen Augen in eine Zelle mit bellenden Hunden gesperrt wird.«

Dabei kommen auch andere Methoden zum Einsatz, z. B. extreme Temperaturen wie Hitze und Kälte, was von den Betroffenen als sehr schlimm empfunden wird, wenn sie tagelang frieren, das weiß man heute durch Interviews mit ehemaligen Guantanamo-Häftlingen. Eine sehr schlimme Folterform ist das Foltern von Kindern vor den Augen der Beschuldigten.

Einen guten Überblick über die Folgen und die Behandlung von Folter und Trauma für Therapeuten gibt der Ratgeber der BAfF 2016, S. 18–28, Flüchtlinge in unserer Praxis (online 5.6.2017). Hieraus zusammenfassend die wichtigsten Fakten:

Es werden zwei verschiedene Traumatypen unterschieden:
Typ I: Einmaliges, zeitlich begrenztes Ereignis wie Unfall, Naturkatastrophe.
Typ II: Komplexe und über längere Zeit anhaltende Traumatisierung, Erfahrung von Misshandlung/Folter durch andere Menschen; sog. »man made distress«. Dieser Traumatyp ist deutlich tiefergreifend, da die Grundfesten der menschlichen Existenz erschüttert werden.

Migranten/Flüchtlinge leiden vor allem an dieser zweiten Form der Traumatisierung. Erschwerend kommt hinzu, dass in letzter Zeit auch zunehmend psychische Folter eingesetzt wird, deren Spuren schwer nachzuweisen sind, die aber auf die Zerstörung der Persönlichkeit des Opfers zielt.

Durch das Typ-II-Trauma wird der Betroffene erheblich in seinem Vertrauen gegenüber seinen Mitmenschen und in seinem Urteilsvermögen, das für die Beziehung zu Therapeuten und Ärzten enorm wichtig ist, gestört.

Nicht alle Opfer erleiden hinterher schwere psychische Schäden. Dies ist vor allem davon abhängig, ob nach dem Trauma positive Ressourcen und Lebensbedingungen sowie gute menschliche Beziehungen bestehen. Die Prävalenz bei Flüchtlingen, nach Krieg, Vergewaltigung und Folter eine posttraumatische Belastungsstörung zu bekommen, liegt bei 50 %. Bei Asylsuchenden wird mit einer Prävalenz von 40 % gerechnet.

Folgende psychische Störungen treten auf:
1. Die posttraumatische Belastungsstörung zeigt folgende Symptome: unerwartetes Wiedererleben traumatischer Ereignisse in Form von

Flashback, Nachhallerinnerung, Intrusionen. Emotional besteht häufig eine Gefühlstaubheit; es erfolgt emotionale Abschottung, Teilnahmslosigkeit, Abschottung von der Familie und Freunden. Häufiger bestehen auch Übererregbarkeit, Konzentrationsstörungen und Schlafstörungen. Hinzu kommen Schuldgefühle (Stichwort Überlebensschuld), Schamgefühle und rasche Kränkbarkeit.
2. Komplexe posttraumatische Störung: Dies betrifft v. a. jene Patienten, die wiederholten Traumata ausgesetzt waren, also eher die Gruppe der Flüchtlinge, inhaftierte politische Asylbewerber. Hier stehen zusätzlich noch Störungen der Affektregulation wie Wut/Ärger im Vordergrund, mit explosionsartigem Ausbruch, Störungen der Sexualität, zudem dissoziative Symptome mit Abspaltung von Gefühlen und Selbstentfremdungserleben.
3. Isolierte Angststörung, Depressionen, somatoforme Störungen und Sucht sind weitere Erscheinungsformen.

Bedingt durch den chronischen Stress und durch Schlafstörungen haben diese Patienten ein erhöhtes Risiko für Herzinfarkte und Schlaganfälle.

Die geschilderten Beschwerden erklären, dass bei Trauma-Patienten die erste Kommunikation mit Ärzten/Therapeuten immens wichtig ist. Der Erstkontakt muss ein Gefühl von Sicherheit und Orientierung sowie Kontrollmöglichkeit seitens des Patienten abbilden. Kommunikation auf Augenhöhe sowie wertschätzende Behandlung sind hierfür Grundvoraussetzungen, ebenso aktives Zuhören, das Partei ergreift gegenüber dem erlittenen Unrecht. Dem Autor erscheint dies auch in der Hausarztpraxis von besonderer Bedeutung.

Hier ist zu beachten, dass gerade im ersten Kontakt der Ansatz »do not harm« gilt: Die Kontrolle des Gesprächsinhaltes seitens des Patienten ist enorm wichtig, damit nicht ungewollt traumatische Ereignisse wieder erlebt werden. Auch bei einem ausgeprägten Mitteilungsbedürfnis seitens des Patienten sollte darauf geachtet werden, dass zunächst die »cold memory« (Ablauf, Umstände des Traumas, auch die soziale und biographische

Anamnese) erfasst wird, nicht aber die Emotionen und Körperempfindungen (»hot memory«).

Auf die genaue Therapie soll hier nicht weiter eingegangen werden. Das Ziel ist, dem Patienten zu helfen, ungewollte Erinnerungen zu kontrollieren, sowie wieder Vertrauen in eigene Handlungskompetenz und Beziehungsfähigkeit zu schaffen. Auch der Einsatz von Psychopharmaka hat hier bei Bedarf seinen Stellenwert.

Einen weiteren sehr praktischen Ratgeber für Helfende im Gespräch mit Trauma-Patienten/Flüchtlingen gibt es von **Ulrike Schneck, refugio** Stuttgart e. V. (2015). Hieraus zusammenfassend ist bei der Gesprächsführung Folgendes zu beachten:

- Zuhören können
- Gesprächsangebot machen. Grundsatz: nicht abwiegeln (»Da brauchen Sie doch jetzt nicht mehr drüber nachzudenken«), aber auch nicht drängen; der Betroffene entscheidet, wann und was und mit wem er über sein Schicksal redet.
- Geduld haben
- Psychische und somatische Symptome als normale Reaktion auf das Erlittene einstufen, dies betrifft auch Gefühlsausbrüche und angstmachende Gedanken (»Ich werde verrückt«)
- Entspannungsmöglichkeiten fördern, Normalität im Alltag herstellen, Selbstwertgefühl stärken und kleine Erfolge und Schritte positiv hervorheben

9.1 Fallbeispiele

Frau M., eine junge Patientin aus Somalia
Hochgradig traumatisiert nach Vergewaltigung, multiple tiefe Karies im Seitenzahnbereich, Schmelzdysplasien, Entmineralisierungen der Frontzähne, generalisierte Parodontitis.

Die Patientin ist sehr ängstlich, duldet anfangs keine Berührung. Ihre somalische Begleitung spricht bereits etwas Deutsch, und wir versuchen gemeinsam, Frau M. zu überzeugen, dass wir ihr nicht wehtun wollen, sehr vorsichtig, Schritt für Schritt, die Behandlung angehen werden und ihr alles zeigen und erklären werden. Die Kommunikation findet mehr über Gestik als über die dürftige Übersetzung statt. Da, wo wir stocken, zieht sie ihr Mobiltelefon aus der Tasche und verbindet mich mit einem bekannten Somali, der fließend Englisch spricht. Langsam baut sich Vertrauen auf. Ich behandle erst eine harmlose Stelle. Die Patientin ist zunehmend zutraulich. Wir versuchen gegenseitig in den Augen zu lesen, Mimik zu deuten. Die Helferin streichelt leicht ihre Hand, ich ab und zu ihre Wange. Wir beenden die erste Sitzung, und Frau M. verabschiedet sich ganz herzlich, umarmt und küsst sowohl mich als auch meine Helferin.

Zum zweiten Termin kommt sie bereits allein, aber leider eine Stunde zu spät. Ich versuche ihr dies zu erklären. Sie drückt wieder auf den Knopf ihres Handys und verbindet mich mit dem Englisch sprechenden Freund und sagt »Oh«. Nach der Behandlung, die diesmal etwas zügiger vonstatten geht, bekommt sie den nächsten Termin. Auch diesen nimmt sie erst verspätet wahr. Den nächsten auch. Ich nehme Kontakt mit ihrer Freundin auf und versuche zu erklären, dass das auf Dauer so nicht weitergeht. Ich erfahre dabei, dass Frau M. nicht nur von sehr weit zu Fuß kommt, da sie sich bei einer Freundin um ein Baby kümmert, sondern auch keine Uhr besitzt. Ihr Leben richtet sich nach der Sonne. Sie ist außerdem Analphabetin. Das Mobiltelefon dient als Notruf. Sie drückt nur immer den gleichen Knopf.

Asylbewerbende, der Arzt im politischen Spannungsfeld
Als Ärzte sind wir gehalten, Asylbewerber nur in Notfällen zu behandeln, zwei Beispiele zeigen den Spagat.

Ein Patient aus Bosnien wird von einem Praxismitarbeiter gebracht wegen einer Analfissur mit starken analen Blutungen und Defäkationsschmerz, diesbezüglich war er auch beim Proktologen vorstellig. Es wird ein starker Leidensdruck geschildert, bis hin zu Selbstmordabsichten wegen der Schmerzen. Ich versuche eine Genehmigung zur Operation einzuholen. Die entsprechende Ärztin am Gesundheitsamt lehnt die Operation ab, der Patient habe sich zu Einreisebeginn bereits mit starkem OP-Wunsch bei ihr vorgestellt, sie sehe keine Notfallindikation. Danach wird der Patient erneut notfallmäßig vorgestellt, »er schreit vor Schmerzen zu Hause.« Über die mit mir kooperierende katholische Klinik vereinbaren wir eine notfallmäßige OP wegen akuter Blutung. Postoperativ besteht einmalig erneut ein Harnverhalt, danach meldet sich der Patient nicht.

Im Fall eines zweiten Patienten ruft ein Bürgermeister aus einem kleinen Nachbarort an, er betreue einen älteren Patienten aus Georgien mit einem nicht mehr frischen Schlaganfall, der jetzt wegen des Herzens zum Internisten wolle. Nach mehreren Telefonaten mit dem Hausarzt stellt sich heraus, dass der Schlaganfall mehrere Jahre zurückliegt und der Patient keine akuten kardialen Beschwerden hat. Wir stehen im Spannungsfeld, Asylbewerber eventuell mit ihrer akuten Not zu versorgen, aber auch erhöhte Ansprüche an unser Gesundheitssystem abzuwehren. Dies kostet die Zeit des Arztes.

Traumatisierte Flüchtlinge

Eine junge schwangere somalische Patientin wird in Begleitung einer engagierten deutschen Helferin (Rentnerin, frühere Lehrerin) mit massiver Schwellung am Hals vorstellig. Es zeigen sich auf der rechten Halsseite auch sonographisch 3 bis 4 cm große Lymphknotenpakete. Bereits im Gespräch mit der Flüchtlingshelferin stellt sich heraus, dass die junge Frau massiv traumatisiert ist, sie habe angesehen, wie ihren Angehörigen die Kehle durchschnitten wurde. Zunächst habe ich die Patientin in die Universitätsklinik (HNO) geschickt, dort wurde eine Infektion ausgeschlossen und die Patientin internistisch bei Lymphom-Verdacht vorgestellt. Hier wurde die Patientin wohl äußerst abweisend behandelt. Sie kamen erneut zu mir, ich habe persönlich mit einer anderen Klinik telefoniert, im Arztbrief und Gespräch explizit auf die Traumatisierung hingewiesen. Im Verlauf konnte die für die Patientin äußerst belastende Untersuchung mit Punktion der Halslymphknoten und Beckenkammbiopsie dann im erlaubten Beisein der vertrauten deutschen Begleitung abgeschlossen werden.

An diesem Fall wird deutlich, wie sensibel ärztlich bei diesen schwer traumatisierten Patienten vorgegangen werden muss, wie wertschätzend die ehrenamtliche Begleitung dieser Patientin sein muss.

10. Ethik

Eine angemessene Kommunikation zwischen Arzt und Patient dient nicht nur dazu, die Probleme des Patienten zu verstehen, sondern auch seine Präferenzen und Wünsche zu ermitteln und sich eventuell die bestehende ethisch-moralische Diversität bewusst zu machen. Bei Unklarheiten werden zusätzliche Untersuchungen (körperliche und Labor) vorgenommen, der Patient fühlt sich unverstanden, und es kommt zum häufigen Arztwechsel (»doctor hopping«). Dies bedeutet nicht nur eine suboptimale Versorgung des Patienten, sondern auch unnötig hohe Kosten und somit eine unnötige Belastung der Sozialversicherungssysteme. Es gibt inzwischen Studien, die zeigen, dass MMH öfter wegen der ethischen Fragestellungen in Konfliktsituationen geraten als die einheimischen Patienten. Um die Kommunikation mit Patienten zu ermöglichen, gibt es zwei Alternativen. Zum einen können qualifizierte Dolmetscher eingesetzt werden. Das bedeutet jedoch, dass dieser Dolmetscher bei der Untersuchung anwesend sein muss, was für den Patienten wegen der Verletzung seiner Intimsphäre belastend sein kann, und die Schweigepflicht des Arztes muss auch auf den Dolmetscher ausgeweitet werden. Eine andere Möglichkeit ist die Übersetzung mit Hilfe von Verwandten. Hier ist es jedoch fraglich, ob die Sprachkenntnisse des Familienmitgliedes ausreichen, um alle Ausführungen des Arztes korrekt übersetzen zu können. Zusätzlich kann es sein, dass negative Prognosen an den Patienten nicht weitergegeben werden. Beim Umgang mit muslimischen Patienten müssen auch religiöse und kulturelle Einstellungen mitberücksichtigt werden.[129] Im islamischen Kulturkreis ist es üblich, seinen Körper zu bedecken und beim Umgang mit Personen des anderen Geschlechts Distanz zu wahren.

Im Altenheim oder bei schwerer Krankheit will sich die überwiegende Mehrheit der Frauen aus muslimischen Ländern, jede zweite Frau christlichen Glaubens und ein Drittel der nicht religiösen Frauen von gleichgeschlechtlichem Personal pflegen lassen.

Auch wenn der Islam im Krankheitsfall Ausnahmen zulässt, bevorzugen Muslime die körperliche Untersuchung durch Personen des gleichen Geschlechts. Hier sollte man versuchen, die Wünsche des Patienten zu ermitteln und falls möglich zu erfüllen. Ein Muslim hat bestimmte religiöse Pflichten zu erfüllen. Dazu gehören das Fasten und das Verbot bestimmter Speisen. Es ist möglich, dass ein Patient das Fasten im Fastenmonat nicht brechen möchte und somit die Einnahme der Medikamente tagsüber verweigert. Auch hier ist Aufklärung dringend erforderlich. Der Arzt muss erklären, dass bestimmte Medikamente zu bestimmten Zeiten eingenommen werden müssen, um die Gesundheit des Patienten nicht zu gefährden. Das gleiche Problem ergibt sich bei alkoholhaltigen, flüssigen Arzneien und Präparaten, die vom Schwein gewonnen wurden.

Muslime bilden keine heterogene Gruppe, d. h., die einzelnen Patienten können durchaus unterschiedlich strikte Einstellungen haben. Im Extremfall ist theologische Beratung nötig. Im islamischen Glauben ist der Körper nicht das Eigentum des Menschen. Daraus können sich Probleme bei der Erklärung des »Hirntodes« als Tod ergeben, der nicht von allen Muslimen akzeptiert wird. Aktive Sterbehilfe wird generell abgelehnt und als Selbstmord bzw. Mord angesehen. Zur passiven Sterbehilfe gibt es unterschiedliche Einstellungen. In diesem Fall muss versucht werden, den Patientenwillen oder ggf. den Familienwillen zu akzeptieren und danach zu handeln. Diese Frage berührt interdisziplinär verschiedene interkulturelle Bereiche wie medizinische Philosophie. Auch gerade deshalb muss die

---

129   Ilkilic, 2007: S. 1587 ff. (online: 24.5.2017).

interkulturelle Kompetenz ein unverzichtbarer Teil des gesamten Studiums mit Curriculum und Pflichtpraktikum vor der Approbation sein. Die Einbindung des transkulturellen Fachs in die medizinischen Curricula muss ein fester Bestandteil dieser Berufe sein.

Im Zuge der Globalisierung und der ankommenden Flüchtlinge muss der Rechtsstaat die Religionsfreiheit bewahren, die Säkularisierungen weiter unterstützen und die öffentlich-staatlichen Institutionen vor Sonderwünschen mancher Religionsgemeinschaften schützen.

11. Stiftung Prof. Nossrat Peseschkian, Geschichten, Positive Psychotherapie

Medizin mal anders kommuniziert. Geschichten haben die Menschen schon immer nicht nur fasziniert, sondern auch Wege aufgezeigt, wie auch in schwierigen Situationen das Leben weitergehen und sich zum Positiven ändern kann. Auch diese sind bereichernde Aspekte der interkulturellen Medizin.

Multiple Sklerose
Geschichte: Der Urschrei des Kalifen. Was für den Schuster gut ist, ist nicht gut für den Schneider!

Eine schwere Krankheit hatte den König von Khorasan (eine Provinz im Iran), Amir Mansurebne Nuh, befallen. Alle Behandlungsversuche schlugen fehl. Der große und bekannte Arzt Rasi wurde schließlich zu Rate gezogen.

Er versuchte zu Beginn alle überlieferten Behandlungsformen, doch ohne Erfolg. Schließlich bat Rasi den König, ihn die Behandlung so durchführen zu lassen, wie er es für richtig befinde. In seiner Hoffnungslosigkeit stimmte der König zu. Rasi bat den König, ihm zwei Pferde zur Verfügung zu stellen. Die schnellsten und besten Tazipferde wurden herbeigeschafft. Am frühen Morgen des folgenden Tages befahl Rasi, den König in das bekannte

Bad Jouze Mulian in Buchara zu bringen. Da sich der König nicht bewegen konnte, trug man ihn auf einer Sänfte. Im Bad angekommen, ließ Rasi den König sich entkleiden und befahl, dass alle Diener des Königs sich so weit wie möglich vom Bad entfernen sollten. Die Diener zögerten, zogen sich aber zurück, als der König ihnen zu verstehen gab, dass sie so handeln sollten, wie der Hakim (Arzt) es ihnen befahl.

Die Pferde ließ Rasi vor dem Eingang des Bades festbinden. Zusammen mit einem seiner Schüler legte er den König in eine Wanne und übergoss ihn in schneller Folge mit heißem Wasser. Zugleich flößte er ihm heißen Sirup ein, der die Temperatur des Kranken erhöhte. Nachdem dies geschehen war, zogen sich Rasi und sein Schüler an. Rasi stellte sich vor den König und begann plötzlich, diesen auf die übelste Weise zu beschimpfen und zu beleidigen. Der König war schockiert und regte sich in seiner Hilflosigkeit fürchterlich über diese Unhöflichkeit und ungerechte Beschuldigung auf. In seiner ungeheuren Erregung bewegte sich der König. Als Rasi dies sah, zog er sein Messer, trat nahe an den König heran und drohte, ihn umzubringen. In seiner Angst versuchte sich der König zu retten, bis ihm seine Furcht plötzlich die Kraft gab, aufzustehen und zu fliehen. In diesem Augenblick verließ Rasi schnellstens den Raum und floh zusammen mit seinem Schüler auf dem Rücken der Pferde aus den Mauern der Stadt.

Der König brach erschöpft zusammen. Als er von seiner Ohnmacht wieder erwachte, fühlte er sich freier und konnte sich bewegen. Noch vom Zorn beladen, schrie er nach seinem Diener, ließ sich ankleiden und ritt zu seinem Palast zurück. Die versammelten Menschen jubelten, als sie ihren König frei von seinen Gebrechen sahen. Acht Tage später erreichte den König ein Brief des Arztes, in dem er seine Vorgehensweise erklärte:

»Ich habe zunächst alles gemacht, was ich als Arzt gelernt hatte. Als dies keine Früchte brachte, erhitzte ich deinen Körper künstlich und gab dir über deinen Zorn die Kraft, deine Glieder zu bewegen. Als ich sah, dass deine Heilung begonnen hatte, verließ ich die Stadt, um deinem strafenden Arm zu entfliehen. Ich bitte dich, mich nicht zu dir zu holen, da ich mir der ungerechten und gemeinen Beleidigungen bewusst bin, die ich dir in deiner Hilflosigkeit zugefügt habe und für die ich mich abgrundtief schäme.«

Als der König dies vernahm, erfüllte tiefe Dankbarkeit sein Herz, und er bat den Arzt, zu ihm zu kommen, damit er ihm seine dankbaren Gefühle beweisen konnte.

Die Einzigartigkeit entdecken
Unter den Menschen gibt es viele Kopien und wenig Originale; Vergleiche hinken.

Zum Arzt kam ein Schuster, der unter starken Schmerzen litt und dem Tod nahe schien. Der Arzt gab sich Mühe, fand aber kein Rezept, das noch hätte helfen können. Ängstlich fragte der Patient: »Gibt es nichts mehr, was mich retten kann?« Der Arzt antwortete: »Ich kenne leider keine anderen Mittel.« Darauf antwortete der Schuster: »Wenn nichts mehr hilft, dann habe ich zum Schluss noch einen Wunsch. Ich möchte einen Eintopf mit zwei Kilo dicken Bohnen und einen Liter Essig.« Der Arzt hob resigniert die Schulter: »Ich halte nicht viel davon, aber wenn Sie meinen, können Sie es versuchen.« Die Nacht über wartete der Arzt auf die Todesnachricht. Am nächsten Morgen aber war der Schuster zum Erstaunen des Arztes quicklebendig und gesund. So schrieb er in sein Tagebuch: »Heute kam ein Schuster zu mir, für den es kein Mittel mehr gab. Aber zwei Kilo Bohnen und ein Liter Essig haben ihm geholfen.«

Kurze Zeit darauf wurde der Arzt zu einem schwer kranken Schneider gerufen. Auch in diesem Fall war er am Ende seiner Kunst. Als ehrlicher Mann gestand er dem Schneider dies ein. Der bettelte: »Wissen Sie nicht noch eine andere Möglichkeit?« Der Arzt dachte nach und sagte: »Nein, aber vor nicht allzu langer Zeit kam ein Schuster zu mir, der unter ähnlichen Beschwerden litt wie Sie. Ihm halfen zwei Kilo Bohnen und ein Liter Essig.« »Wenn nichts mehr hilft, werde ich das halt versuchen«, antwortete der Schneider. Er aß die Bohnen mit Essig und war am nächsten Tag tot. Daraufhin schrieb der Arzt in sein Tagebuch: »Gestern kam ein Schneider zu mir. Ihm war nicht zu helfen. Er aß zwei Kilo Bohnen mit einem Liter Essig und starb. Was für den Schuster gut ist, ist nicht gut für den Schneider.«

12. Ausblick

Wir alle wollen eine gerechte und solidarische Gesundheitsversorgung. Gerade in Zeiten großer Flüchtlingsströme ist die Einbindung des Themas »Interkulturelle Medizin und Kommunikation« in die universitäre Ausbildung wichtiger denn je. Die kulturelle Vielfalt gehört zu unserer Gesellschaft. Deutschland hat mehrere Phasen der Einwanderung gut organisiert, seien es die Aussiedler aus den damals besetzten Ostgebieten oder die Gastarbeiter in den 60er- und 70er-Jahren, die eigentlich nach einigen Jahren wieder heimfahren sollten, dann aber doch geblieben sind und nun schon in dritter oder vierter Generation bei uns leben. Hierzu gehört die Ergänzung des medizinischen Studiums um das Fach »Interkulturelle Medizin und Kommunikation«, aber auch die Qualifizierung der ausländischen Ärzte, die bei uns Zuflucht gefunden haben. Alle bundesweiten Aktivitäten sollten durch die Einrichtung eines »Instituts für interkulturelle Medizin« sinnvoll gebündelt werden. Dies schafft Strukturen und sorgt für effektiveren Einsatz persönlicher und finanzieller Ressourcen.

Wo kämen wir hin, wenn jeder sagt, wo kämen wir hin und keiner ginge, um zu sehen, wohin wir kämen, wenn wir gingen.
Kurt Marti, Schweizer Philosoph

In NRW arbeiten in Krankenhäusern z. B. Menschen aus vielen Nationen, 25 Sprachen werden hier gesprochen. Simulationen von Arzt-Patienten-Kontakten für Studierende sowie interkulturelle Treffen und Austausch zwischen verschiedenen Ländern sind praktische Beispiele für das zunehmende Zusammenwirken. Die Idee der Bildung von ethnomedizinischen

Zentren für die Schulungen und den Informationsaustausch über Migration und deren Geschichte sind hierzu von Bedeutung.

12.1 Medizinische Ausbildung

Ein Wahlfach »Migration und Gesundheit« sollte folgende Inhalte enthalten: interkulturelle und interdisziplinäre Aspekte der Migrantenmedizin, ethnische und kulturelle Vielfalt in der Medizin im klinischen Abschnitt im Institut für Geschichte der Medizin oder Allgemeinmedizin (Inhalte: Infos und Aufklärung für Prävention, Gespräche mit Migrationsdiensten, Gastdozenten für Psychosomatik, Kultur und Medizin, traditionelle Heiler, Barrieren, Schulungen des medizinischen Personals im Hinblick auf interkulturelle Kommunikation und Kompetenz, herkunftsbezogene Erkrankungen wie z. B. Thalassämien, Laktose-, Fruktoseintoleranz (Iran) aus dem Mittelmeerraum, medizinische Risiken, religiöse und mystische Aspekte in der Behandlung, Überwindung der Sektoren, Ethik, Recht, Folteropfer-Behandlung, Trauma und Flüchtlinge, papierlose und wohnungslose Menschen).

Wichtig wäre: interkulturelle Infos, Beratung, Schulung, Tages- und Wochenendseminare für Kliniken und Ärzte mit Fortbildungspunkten seitens der Landesärztekammer bei der Förderung von Personalpolitik. Integration durch Qualifizierung, Förderprogramme für die sprachliche Integration internationaler Ärztinnen und Ärzte, Deutsch im Krankenhaus (Fachstelle berufsbezogenes Deutsch (www.deutsch-am-arbeitsplatz.de, www.netzwerk-iq.de)).

12.2 Interkulturelle Medizin als Chance für das Gesundheitssystem

In der interkulturellen Medizin wird nicht zuerst Faktenwissen verlangt, sondern interkulturelle Kompetenz. Die Entwicklung dieser Kompetenz bei Medizinern verbessert die erfolgreiche Behandlung von Migrantinnen und Migranten. Dies ist jedoch nicht nur für neu ausgebildete Ärztinnen und Ärzte wichtig, sondern muss auch in der ärztlichen Weiterbildung als Zusatzbaustein vermittelt werden. Wenn es uns kurz- bis mittelfristig gelingt, möglichst vielen Medizinern die interkulturellen Kompetenzen zu vermitteln, ist dies eine Riesenchance für das Gesundheitssystem als Ganzes. Für eine bundesweit strukturierte und vernetzte Versorgung ist die Gründung eines Institutes für interkulturelle Medizin an der Universität auch für Forschungszwecke wichtig. Dieses Institut kann die Ergänzung des medizinischen Studiums um das Thema »Interkulturelle Medizin« an allen Universitäten voranbringen und auch die Forschung in diesem Bereich sowohl personell als auch finanziell unterstützen. Hierzu ist es wichtig, dass nicht nur deutsche Ärztinnen und Ärzte, sondern auch solche mit Migrationshintergrund zu dem Thema forschen und lehren. Diese haben aus dem Erleben eigener Erfahrungen eine noch höhere Glaubwürdigkeit und Akzeptanz. Dieses »Humankapital« gilt es zu nutzen, vor allem zum Wohle aller Patienten. Durch die Mitwirkung eines Institutes können alle Berufsgruppen im Gesundheitssystem durch Fortbildungen in den interkulturellen Kompetenzen zur Verbesserung der Versorgung beitragen.

Das Studium und die Ausbildung in allen medizinischen Bereichen muss durch einen Fachteil »Interkulturalität« als Curriculum für Approbation ergänzt werden. Dies ist sowohl in der medizinischen Betreuung als auch in der Pflege von besonderer Bedeutung. Gerade im medizinischen Bereich ist es wichtig, durch Kenntnisse der verschiedenen kulturellen Unterschiede frühzeitig eine richtige Diagnose zu erzielen. Deshalb sollte das Themengebiet »Interkulturalität« auch Bestandteil der Prüfung zum Medizinstudium sein.

Während die medizinische Behandlung in den meisten Fällen nur kurze Zeit dauert, sind die Zeiträume der Betreuung in der Pflege meistens über Jahre verteilt und deshalb für das Wohlbefinden sowohl der Pflegenden als auch der Gepflegten von noch größerer Wichtigkeit.

12.3 Fachkräfte und Ärzte für die Zukunft

Das Förderprojekt »MIP – Ärzte für die Zukunft« (www.aerzte-fuer-die-zukunft.de) hat die Aufgabe der Qualifizierung von medizinischem Fachpersonal für das Krankenhaus, aber auch für die Übernahme von Praxen. Gerade die ländlichen Regionen könnten hiervon überdurchschnittlich profitieren. Das Projekt wird durch den Europäischen Sozialfonds besonders gefördert. Das MIP-Projekt ist Teil des Landesnetzwerkes IQ Rheinland-Pfalz im Förderprogramm. Das Netzwerk führt Deutschkurse für ausländische Ärztinnen und Ärzte durch. Wenn ihre Deutschkenntnisse (C1) zur Ausübung des Arztberufes ausreichend sind, werden diese in Praktikumsplätze in Krankenhäusern und bei Ärzten vermittelt.

12.4 Prävention

Prävention ist auch ein wichtiger Baustein im Bereich der interkulturellen Medizin. Vorbeugende Maßnahmen durch Vorsorgeuntersuchungen erhöhen zwar die Kosten für Prävention, werden aber langfristig die Krankheitsfolgekosten erheblich senken. Besonders im Bereich der psychologischen Betreuung ist eine frühzeitige Betreuung, auch für die schnelle Integration in den Arbeitsmarkt, von besonderer Bedeutung. Dadurch wird die Stabilität der Psyche im Alltag erreicht. »Ist die Seele krank, leidet auch der Körper.«

Vermeintlich körperliche Leiden sind sehr oft auch von seelischer Pein ausgehend. Durch die Kenntnis der verschiedenen Kulturen und

Gegebenheiten kann die Prävention direkt erfolgreich sein, wenn man die Menschen bei ihren eigenen kulturellen Eigenschaften abholt.

Die Prävention im interkulturellen Bereich könnte zum Beispiel in einem Landespräventionsgesetz der einzelnen Bundesländer erfolgen. Aufbauend auf dem Bundespräventionsgesetz könnten in den einzelnen Bundesländern landesspezifische Gegebenheiten berücksichtigt werden.

Die Einführung einer bundesweiten Gesundheitskarte vermindert Bürokratiekosten und verbessert die Gesundheitsversorgung von Flüchtlingen. Bei ihrer Ankunft in Deutschland muss die Gesundheitskarte sofort ausgestellt werden. Die Stadtstaaten Hamburg und Bremen haben so nach der Einführung der Gesundheitskarte Millionen Euro an Kosten eingespart. Gerade in Flächenländern werden Kommunen im Bereich der Gesundheitskarten erheblich entlastet. Eine Ausweitung der Leistungen, wie von manchen befürchtet, wird es durch die Einführung der Gesundheitskarte nicht geben.

12.5 Mentoren-Ausbildung, Gesundheitsmediatoren

Für angehende deutsche Mediziner, aber auch besonders für zu uns kommende Medizinerinnen und Mediziner aus anderen Ländern ist es wichtig, einen vertrauensvollen Ansprechpartner vor Ort zu haben. Um die Betreuung der Neumediziner und der zu uns kommenden Migrantinnen und Migranten erfolgreich und dauerhaft umsetzen zu können, werden Mentoren ausgebildet. Diese müssen sowohl im Gesundheitsbereich als auch im persönlichen Umgang mit anderen Kulturen speziell geschult werden. Je besser die Mediation organisiert wird, desto schneller wird die Integration gelingen, und damit steigt die Zufriedenheit der Migrantinnen und Migranten auch im beruflichen Umfeld.

Bilingualer oder mehrsprachiger Einsatz und Förderung der Personalien und von neuen Kommunikationsmöglichkeiten in der Versorgung, Einbindung und Veranstaltungen für die Landsleute durch Mediatoren sind einige

Optionen. Sprachliche Defizite können hohe Risiken im Hinblick auf Patientensicherheit bergen und die Zusammenarbeit unter den Kolleginnen und Kollegen stark beeinträchtigen. Dieser Aspekt ist ebenfalls wichtig für die Hebammen, die die Schwangerschaft begleiten und die Geburt und alles danach organisieren.

12.6 Dolmetscher-Ausbildung

In der Dolmetscher-Ausbildung können interkulturelle Kenntnisse von größter Wichtigkeit sein. So ist es wesentlich zielgerichteter, dass man Flüchtlinge, die die deutsche Sprache schon gut gelernt haben, als Dolmetscher weiter ausbildet, damit diese für Übersetzungen auch eigener Landsleute, wo es angebracht, möglich und erwünscht ist, eingesetzt werden können. Gerade im medizinischen Bereich ist es von unschätzbarem Vorteil, wenn ein Dolmetscher bei so brisanten Übersetzungen wie Krankheitssymptomen aus dem eigenen Kulturkreis kommt. Das ist in der Praxis aber nicht immer umzusetzen, da auch hier Schamgefühle vorkommen können. Deshalb ist die Vermittlung der transkulturellen Kompetenz für sämtliches Medizinpersonal von größter Bedeutung. Dies fördert die richtige Behandlung durch den Arzt und beugt Missverständnissen vor.

Kein Bereich ist so sensibel für die Bekanntgabe persönlicher Informationen wie die medizinische Behandlung. Um qualitativ gute Angebote machen zu können, brauchen wir professionell ausgebildete Menschen. Denn diese Aufgabe erfordert, abgesehen von rein sprachlichen Aspekten, auch ein hohes Maß an inter- und intrakulturell bedingten Kompetenzen, um auch metaverbal verschiedene Botschaften der Sprachen und Identitäten geschlechtsneutral im Sinne der Betroffenen zu artikulieren. Die sprachlichen Barrieren stellen eine große Herausforderung für unser Versorgungssystem dar. Dieser Aspekt wird nochmals bei der Versorgung von schwerstkranken Menschen in der Onkologie oder bei dementen Patienten bedeutsam. Wir brauchen ein flächendeckendes Angebot, damit nicht die eigenen Kinder,

Angehörige, Fremde oder gar Reinigungspersonal eingesetzt werden. Bei den eigenen Kindern empfinden die Betroffenen oft Schamgefühl, z. B. über Sexualität zu reden, mit der Folge einer Selbstzensierung.

12.7 Interkulturelle Öffnung im Gesundheitswesen

Unter Berücksichtigung der bisher benannten Themenfelder ist eine interkulturelle Öffnung im Gesundheitswesen eine große Chance zu einer erfolgreichen Integration und Bündelung der Ressourcen. Nicht nur die zu uns kommenden Ärztinnen und Ärzte profitieren davon, indem sie in ihrem Beruf auch für die Ausübung in Deutschland qualifiziert werden. Einen noch größeren Nutzen von einer Öffnung haben die Patientinnen und Patienten mit Migrationshintergrund. Durch Präventionsmaßnahmen und Behandlung durch Ärztinnen und Ärzte aus dem eigenen Kulturkreis können diese zielgerichteter, frühzeitiger, effizienter und damit kostenreduzierender versorgt werden. Mehrkosten in der Prävention werden durch ein Mehrfaches an Einsparungen in der Folgebehandlung mehr als ausgeglichen. Die interkulturelle Öffnung im Gesundheitswesen ist für alle eine Win-Win-Situation: für die Ärztinnen und Ärzte, Pflegeberufe, Krankenkassen, Bund und Länder, und vor allem, was das Wichtigste ist, für die Patientinnen und Patienten. Schon allein für die letzte Gruppe würde es sich vonseiten der Politik lohnen, sich hiermit intensiver als bisher auseinanderzusetzen.

12.8 Medizintourismus

Die Globalisierung ermöglicht auch einen Medizintourismus, den sich aber ausschließlich die Reichen leisten können. Deutschland nimmt mittlerweile eine Sonderrolle im Medizintourismus ein. Medizintouristen lassen sich in drei Kategorien unterscheiden. Der erste Typ ist die Zielgruppe, die auf eigene Rechnung höchste Qualität einfordert. Der Preis für die Leistung ist in dieser Gruppe zweitrangig und spielt keine entscheidende Rolle. Der zweite Typ von Patientinnen und Patienten fährt ganz gezielt ins Ausland, um dort bei elektiven Eingriffen von massiven Preisvorteilen gegenüber ihrem Heimatland zu profitieren. Der dritte Typ sind Patientinnen und Patienten, die wegen langer Wartelisten im eigenen Land ins Ausland gehen und dort basierend auf der EU-Richtlinie 2011/24/EU, der Patientenmobilitätsrichtlinie, auch auf Kassenkosten den Eingriff, der medizinisch notwendig ist, vornehmen lassen. Dieser Typ spielt aber im internationalen Medizintourismus eher eine untergeordnete Rolle. Hier steht nicht der monetäre, sondern eher der Versorgungsaspekt im Mittelpunkt der Entscheidung.

Es gibt aber eindeutig eine Konzentration auf das Segment, in dem Patientinnen und Patienten aus reicheren Ländern in weniger entwickelte Länder reisen, um sich einen wesentlichen Kostenvorteil für einen medizinischen Eingriff im Vergleich zum Heimatland zu verschaffen. Hiervon profitieren ausschließlich die Patientinnen und Patienten, die sich den Medizintourismus aus finanziellen Gründen auch leisten können. Alle anderen sind auf das Gesundheitssystem angewiesen, das in ihren Heimatländern angeboten wird.

In den nächsten Jahren könnte der weltweite Medizintourismus eine noch größere Dynamik entwickeln. Auch Deutschland setzt mit Förderung des Bundeswirtschaftsministeriums auf Patienten aus dem Ausland. Nach Schätzungen ließen sich 2013 mehr als 97.000 Patienten aus mehreren Ländern weltweit stationär und ambulant in Deutschland behandeln. Aktuell arbeiten über 30.000 zugewanderte Ärztinnen und Ärzte (365.000 insgesamt registrierte in den Landesärztekammern) in den deutschen Krankenhäusern. Auch das ist ein Potential, nicht nur für die Versorgung der Menschen hier im Lande, sondern auch für ausländische Patienten.

Auch wenn in manchen Ländern die medizinische Versorgung gut ist, gibt es in den jeweiligen Ländern bei der Oberschicht kaum Vertrauen in die medizinische Versorgung im eigenen Land. Diese Menschen bevorzugen meistens die westlichen Rechtsstaaten, wie Michael Gorbatschow oder Scheichs.

13. Fazit

Die Konzentration aller Aktivitäten im Bereich der »Interkulturellen Medizin« in einem »Institut für interkulturelle Medizin« sorgt für strukturierte und ressourceneffiziente Forschungen. Ein solches Institut könnte bundesweit die Aus- und Weiterbildung für alle Berufsfelder organisieren.

Die für die Bildung zuständigen Landesministerien und das Bundesministerium müssen die Ausbildungsordnungen der Gesundheitsberufe um das Fach »Interkulturalität« ergänzen. Weiterbildungsordnungen müssen ebenso entsprechend ergänzt werden. Fortbildungsgänge für Ärztinnen und Ärzte müssen mit Fortbildungspunkten belohnt werden, damit sich hier der zeitliche Aufwand für diesen wichtigen Bereich lohnt.

Hier leistet die Landesärztekammer Nordrhein-Westfalen unter Federführung von Frau Borg durch ärztliche Leitung von Frau Dr. Solmaz Golsabahi-Broclawski Pionierarbeit.

Die Landesregierungen und die Bundesregierungen sollten für ein solches Institut entsprechende finanzielle Mittel zur Verfügung stellen. Jährlich soll das Institut in Zusammenarbeit mit den Landesregierungen und der Bundesregierung einen Bericht über den Stand bei der Umsetzung der interkulturellen Medizin erstellen. Aus den Ergebnissen müssen weitere Handlungsmöglichkeiten ermittelt werden.

Der flächendeckende Ausbau der »Interkulturalität« im Gesundheitswesen fördert die schnellere Integration der zu uns kommenden Flüchtlinge und verbessert die Situation der bei uns lebenden Migrantinnen und Migranten. Das Gesundheitswesen, aber auch unsere Gesellschaft insgesamt, wird hiervon Synergie-Effekte haben und stark davon profitieren. Unsere Gesellschaft wird kulturell vielfältiger, bunter, jünger und interessanter.

14. Medienecho:

Forum Politik

„Migranten leiden lieber somatisch als psychisch"

Der Mainzer Hausarzt Dr. Dr. Rahim Schmidt ist 1978 aus dem Iran nach Deutschland gekommen. Ärzte sollten vor allem lernen, andere Sprachbilder zu deuten, rät er für den Umgang mit Flüchtlingen.

? Herr Dr. Schmidt, sind Migranten „anders krank" als Deutsche?

Schmidt: Migration ist per se kein Grund für eine Krankheit, geht aber meist mit hohen körperlichen und psychischen Belastungen einher. Bildung, soziokulturelle, religiöse Einflüsse, Traditionen prägen Bewältigungsstrategien. Sprache ist für die Arzt-Patient-Beziehung wichtig: Deutschen schmerzt bei Liebeskummer das Herz, Migranten sprechen von „UTW – überall tut es weh", wie bei Fibromyalgie. Sprechen sie von Geistern oder dass ihre „Leber brennt", handelt es sich um kulturspezifische Bilder für ihre Beschwerden. Zudem kommen sie aus anderen Gesundheitssystemen: Von Ärzten wird erwartet, dass sie alles wissen. Je mehr Arzneien verschrieben werden, umso mehr fühlen sich Patienten kompetent betreut. Die meisten sind traumatisiert und brauchen neben Behandlung eine stabilisierende Perspektive im Alltag. Eine gute Anlaufstelle ist das Folteropferbehandlungs-Zentrum in Berlin, www.pflegen-und-leben.de bietet eine Beratung für pflegende Angehörige.

? „Migranten sind häufig Bauchredner": Was meinen Sie damit?

Migranten leiden lieber somatisch als psychisch, erst recht, wenn Sie als Fremde beim Arzt verunsichert sind. Psychische Erkrankungen sind fast bei allen Kulturen ein Tabu: Die Diagnose stellt oft die eigene Integrität infrage und kann zu Stigmatisierung führen. Besonders Frauen nutzen unbewusst körperliche Symptome, um mangelnde Konfliktlösung in starren Familienstrukturen zu kompensieren. Weil es oft nur wenige Bewältigungsmöglichkeiten gibt, ist eine körperliche Erkrankung der einzige Ausweg. Um die psychosomatische Grundversorgung zu stärken, sind Hausärzte sehr wichtig.

? Wo liegen die Schwierigkeiten für Ärzte im Umgang mit Migranten?

Menschen aus westlichen Ländern sind eher rational und zielorientiert. Menschen aus kollektivistischen Kulturen ist das Emotionale zunächst wichtiger. Ärzte sollten also erst eine Beziehung zu Patient und Familie knüpfen, sich etwas über die Heimat erzählen lassen – und dann nach den Beschwerden fragen. Sonst werden sie schnell als kühl und inkompetent empfunden. Zudem sollten Ärzte ihnen helfen, sich zurechtzufinden: Vorsorge kennen viele nicht, so werden Krankheiten oft spät diagnostiziert und therapiert. Entscheidend ist, sprachliche Barrieren zu mindern, sich Zeit zu nehmen – auch wenn es schlecht bezahlt wird – und die kulturellen Hintergründe zu berücksichtigen. Leider wird dies in der Ausbildung kaum gelehrt. Wir haben bundesweit kaum einheitliche Strukturen oder Leitlinien zur Anamnese, Diagnose oder Therapie.

? Worauf kommt es bei der Behandlung an?

Ein häufiges Fettnäpfchen: „Wer ist denn hier der Patient? Alle anderen, warten bitte draußen." In kollektivistischen Kulturen gehen oft mehrere Familienmitglieder mit zum Arzt – um sich ein Bild zu machen. Nehmen sich Ärzte Zeit, alle kennenzulernen, geben die Angehörigen dann meist selbst hinaus.

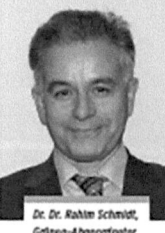

Dr. Dr. Rahim Schmidt,
Grünen-Abgeordneter
in Rheinland-Pfalz

Wichtig ist, sie freundlich ins Zimmer zu bitten. Bei Männern und Kindern kann man leicht mit der Hand die Schulter berühren, bei Frauen eher nur einen Platz anbieten.

? Sie lehren an Unis kulturspezifischen Umgang mit Patienten. Wo gibt es noch Hilfe?

Die Seminare sollen Studierende sensibilisieren. Wir tauschen Erfahrungen aus, besprechen Fälle. Diese Schulung brauchen wir auch für Ärzte. Zudem sollten mehr Migranten in psychotherapeutischen Institutionen zugelassen werden. Ärzte brauchen Informationen. In Rheinland-Pfalz hat unser Verein „Armut und Gesundheit in Deutschland" mit der Ärztekammer einen Flyer „Asylbewerber als Patienten" mit Anamnesebogen in 14 Sprachen erstellt. Wir sollten auch ausländische Ärzte für uns gewinnen, Medici in Posterum (www.aerzte-fuer-die-zukunft.de) hilft ihnen, Fuß zu fassen.

15. Verzeichnisse

15.1 Literaturquellen

Afentakis, Anja & Maier, Tobias, 2010: Können Pflegekräfte aus dem Ausland den wachsenden Pflegebedarf decken? Analysen zur Arbeitsmigration in Pflegeberufen. Statistisches Bundesamt 2014. (Online 4.6.2017 unter: https://www.destatis.de/DE/Publikationen/WirtschaftStatistik/Gesundheitswesen/PflegekraefteAusland_32014.pdf?__blob=publicationFile)

Arbeitskreis zur Steigerung der Kultursensibilität in der ärztlichen Aus-, Fort- und Weiterbildung in Nordrhein-Westfalen, 2014: Kultursensible Kommunikation mit DocCards. In: *Westfälisches Ärzteblatt*. 07/2014, S. 23 f. (Online 4.6.2017 unter: fit-for-diversity-skills.de/uploads/media/Artikel_Aerzteblatt.pdf)

Asendorpf, Jens, 2004: Psychologie der Persönlichkeit. Heidelberg: Springer.

Bachmann, V. et al., 2014: The experiences of Russian speaking migrants in primary care consultations. In: *Deutsches Ärzteblatt*. 111/2014, S. 871–876. (Online unter: 4.6.2017: www.aerzteblatt.de/int/archive/article?id=166746&src=search)

BAfF, Die bundesweite Arbeitsgemeinschaft der Psychosozialen Zentren für Flüchtlinge und Folteropfer: Flüchtlinge in unserer Praxis. (Online 5.6.2017 unter: http://www.baff-zentren.org/wp-content/uploads/2016/03/BAfF-Fluechtlinge_in_unserer_Praxis.pdf)

Becker, Tina, 2012: Zwischen gestern und heute. Das Hospizwesen in der VR China. In: *Zeitschrift für Medien-Ethik-Recht*. 3/2012, S. 46–54.

Berg, T., 2017: Fachzeitschrift der Gastroenterologe, Genetik und Genomik in der Gastroenterologie, Heft 1/2/17, S. 22–23, Leipzig.

Berlin-Institut für Bevölkerung und Entwicklung (Hrsg.), 2008: Die demografische Zukunft von Europa. Wie die Regionen sich verändern. München. (Online 5.6.2017 unter: http://www.berlin-institut.org/fileadmin/user_upload/Studien/Kurzfassung_Europa_d_sicher.pdf)

Berlin-Institut für Bevölkerung und Entwicklung (Hrsg.), 2009: Ungenutzte Potenziale. Zur Lage der Integration in Deutschland. Berlin. (Online 5.6.2017 unter: http://www.berlin-institut.org/fileadmin/user_upload/Zuwanderung/Integration_RZ_online.pdf)

Bhusal, Dharma Raj, 2016: Zum Sterben in die Heimat. In: *Der Hausarzt*. 15/2016, S. 24–25.

Blaschke, Sonja, 2013: Japan kämpft gegen die Kultur des Suizids. Auf: *Die Welt*, 19.01.2013. (Online 24.5.2017 unter: www.welt.de/print/die_welt/politik/article112895339/Japan-kaempft-gegen-die-Kultur-des-Suizids.html)

Böhm, Ursina, 2009: Interkulturell kompetent? In: *Tür-Tor-Fenster-Report*, 5/2009.

Brause, Michaela et al., 2010: Migration und gesundheitliche Ungleichheit in der Rehabilitation. Uni Bielefeld.

Broszinsky-Schwabe, Edith, 2011: Interkulturelle Kommunikation. Missverständnisse – Verständigung. Heidelberg: Springer, S. 141 ff.

Bruchmann, Gaby et al., 2011: Die Gerontopsychiatrische Versorgung unter dem Blickwinkel der Migration. Bochum. (Online 4.6.2017: www.bundesaerztekammer.de/fileadmin/user_upload/downloads/gerontopsychiatrische-Versorgung.pdf)

Bundesamt für Migration und Flüchtlinge (Hrsg.), 2009: Ausländerzahlen 2008. (Online 5.6.2017 unter: http://www.bamf.de/SharedDocs/Anlagen/EN/Downloads/Infothek/Statistik/statistik-anlage-teil-2-auslaendezahlen.pdf?__blob=publicationFile)

Bundesamt für Migration und Flüchtlinge, 2013: Spätaussiedler. (Online 31.5.2017 unter: www.bamf.de/DE/Migration/Spaetaussiedler/spaetaussiedler-node.html)

Bundesdirektorenkonferenz – Verband leitender Ärztinnen und Ärzte der Kliniken für Psychiatrie und Psychotherapie (BDK) e. V. (Hrsg.): Arbeitskreis Psychiatrie und Migration. Ingolstadt. (Online 4.6.2017 unter: www.bdk-deutschland.de/arbeitskreise/ak-migration)

Bundesministerium für Familie, Senioren, Frauen und Jugend (Hrsg.), 2005: Genitale Verstümmelung bei Mädchen und Frauen. Berlin. (Online unter: www.bmfsfj.de/blob/90088/26b964124fb4d5e724da08436d4a0c50/ genitale-verstuemmelung-bei-maedchen-und-frauen-data.pdf)

Bundesministerium für Gesundheit, Fachkräftemangel 2016: Pflegefachkräftemangel. (Online 23.5.2017 unter: www.bundesgesundheitsministerium.de/index.php?id=646)

Bundeszentrale für politische Bildung, 2005a: Migration in Ost- und Westdeutschland von 1955–2004, (Online 7.5.2017 unter: http://www.bpb.de/gesellschaft/migration/dossier-migration/56367/migration-1955-2004)

Bundeszentrale für politische Bildung, 2005b: Von der »Gastarbeiter«-Anwerbung zum Zuwanderungsgesetz (Online 7.5.2017 unter: http://www.bpb.de/gesellschaft/migration/dossier-migration/56377/migrationspolitik-in-der-brd)

Cabanski, Isabell: Migration und psychische Gesundheit bei Spätaussiedlern in Deutschland. In: sozialpsychiatrische Informationen. 4/2010. Psychiatrie-Verlag, Bonn, S. 21–24.

Charles, C., Whelan, T. & Gafni, A.: What do we mean by partnership in making decisions about treatment? BMJ 1999; 319:780–782. (Online 5.6.2017 unter: http://bmj.com/cgi/content/full/319/7212/780)

Collatz, Jürgen, 1989: Gesundheit und Alter in der Fremde – Möglichkeiten eines ethno-medizinischen Zentrums. In: Niedersächsisches Sozialministerium, die Ausländerbeauftragte des Landes Niedersachsen (Hrsg.): Altwerden in der Fremde. Hannover: Niedersächsisches Sozialministerium, S. 148–200.

COMS: Konferenzen zum Thema Augenheilkunde in der Türkei. (Online 2016/17 unter: www.conference-service.com/konferenzkalender/gesundheitswesen.html)

DGUV, 2014: DGUV-Statistiken für die Praxis 2014. Aktuelle Zahlen und Zeitreihen aus der Deutschen Gesetzlichen Unfallversicherung. Berlin.

Diakonie Deutschland, 2014: Arbeitsmigration und Pflege. Strategiepapier und Handreichung für Einrichtungsträger, S. 6. (Online 23.5.2017 unter: info.diakonie.de/infothek/veroeffentlichungen/detail/112014-arbeitsmigration-und-pflege).

Die Beauftragte der Bundesregierung für Migration, Flüchtlinge und

Integration (Hrsg.), 2015: Das kultursensible Krankenhaus. Wesselman und Herbst 2012. (Online 4.6.2017 unter: www.bundesregierung.de/Content/Infomaterial/BPA/IB/Das_kultursensible_Krankenhaus_09-02-2015.pdf)

Die Beauftragte des Senats von Berlin für Integration und Migration (Hrsg.), 2014: Interkulturelle Altenhilfe in Berlin. Empfehlungen für eine kultursensible Pflege älterer Migrantinnen und Migranten. Ein Gutachten der Camino-Werkstatt für Fortbildung. (Online 23.5.2017 unter: http://www.camino-werkstatt.de/sites/camino-2013.localhost/files/Camino%20Gutachten%20Interkulturelle%20Altenhilfe.pdf)

Die Drogenbeauftragte der Bundesregierung (Hrsg.)., 2016: Drogen- und Suchtbericht. Berlin. (Online 4.6.2017 unter: http://www.drogenbeauftragte.de/fileadmin/dateien-dba/Drogenbeauftragte/4_Presse/1_Pressemitteilungen/2016/2016_2/160928_Drogenbericht-2016_NEU_Sept.2016.pdf)

Dietrich, Anne, 2013: Kulturelles Missverständnis in der Hausarztpraxis. In: *Der Allgemeinarzt*. 12/2013, S. 18–20.

Dietschy, Hans, 1936: Medizinmann und Schamanismus in Afrika. In: Ciba-Zeitschrift. 38/1936, Basel. (Online 2.6.2017 unter: www.amuseum.de/medizin/PDF/CZOkt_1936/CZOkt_1936_6.pdf)

DocCheck: Sichelzellanämie. (Online 31.5.2017 unter: http://flexikon.doccheck.com/de/ Sichelzellenanämie)

Domenig, Dagmar et al., 2007: Transkulturelle Pflegeanamnese. In: Domenig, Dagmar (Hrsg.): Transkulturelle Kompetenz. Lehrbuch für Pflege-, Gesundheits- und Sozialberufe. Verlag Hans Huber, 2. Auflage, S. 301–310.

DOMiD: Dokumentationszentrum und Museum über die Migration in Deutschland e. V., Köln. (Online unter www.domid.org)

Durchschnittseinkommen: Durchschnittseinkommen aller Länder der Welt. (Online 19.5.2017 unter: www.durchschnittseinkommen.net)

Eddaoudi, Jaqueline, 2015: 3 Tipps, wie Sie als Lehrerin von muslimischen Schülern respektiert werden. In: *Die orientalische Welt*. 30.09.2015. (Online 22.5.2017 unter: dieorientalischewelt.com/3-tipps-wie-sie-als-lehrerin-von-muslimischen-schulern-respektiert-werden)

Enzyklopädie des Islam, o. J.: *Beschneidung beim Mann. (Online unter: www.eslam.de/begriffe/b/beschneidung.ht)*

Fischbach, W. et al.: S2k-Leitlinie Helicobacter pylori, Z Gastroenterologe. 2016; 54: 327–363.

FOCUS Online, 2009: Migrantenkinder: Ausbildung gut – Chancen schlecht. Auf: *FOCUS Online*. 15.10.2009. (Online 23.5.2017 unter: www.focus.de/finanzen/karriere/perspektiven/migrantenkinder-ausbildung-gut-chancen-schlecht_aid_444994.html)

Forum China: Mianzi: Das Gesicht verlieren und geben in China. (Online 22.5.2017 unter: www.forumchina.de/gesellschaft-china/mianzi-gesicht-china.html)

Frankl, Viktor E., 1988: Der Mensch vor der Frage nach dem Sinn, Serie Piper, Band 289, S. 155, S. 159.

Friebe, Jens, 2003: Kultursensibles Pflegeassessment – Standardisierte Verfahren in der Pflegeinteraktion? In: *Pflege und Gesellschaft*. 1/2003, S. 17–20.

Andrews, M. M., Boyle, J. S. (1999): Transcultural Concepts in Nursing Care, Philadelphia Lippincott.

Geisler, Frederike, 2012: Geblieben und alt geworden. In: *MDK-Forum*. 2/2012. (Online 23.5.2017 unter: www.mdk.de/media/pdf/MDK-Forum-2012-2.pdf)

Geisler, Linus S., 2004: Das Arzt-Patienten-Gespräch als Instrument der Qualitätssicherung. Vortrag vom 26.06.2004. (Online 23.5.2017 unter: http://www.linus-geisler.de/vortraege/0406arzt-patient-gespraech_qualitaetssicherung.html)

Geißler, Reiner, 2008: Der »kriminelle Ausländer« – Vorurteil oder Realität? Zum Stereotyp des »kriminellen Ausländers«. In: *Überblick*. 1/2008, S. 3–8.

Gelzer, Daniel, 2005: Migrantinnen und Migranten in der hausärztlichen Sprechstunde. In: *PrimaryCare*. 6/2005. (Online 4.6.2017 unter: https://primary-hospital-care.ch/de/resource/jf/journal/file/view/article/pcd.2005.06507/2005-06-653.pdf/)

Gilan, Donya A., 2014: Wandel des Ärgerausdrucks als Bestandteil eines komplexen Akkulturationsprozesses bei iranischen Migranten in Deutschland. Dissertation. Frankfurt am Main: Goethe Universität, Institut für Psychologie.

Grassberger, Martin, Türk, Elisabeth & Yen, Kathrin (Hrsg.), 2013: Klinisch-forensische Medizin. Interdisziplinärer Praxisleitfaden für Ärzte, Pflegekräfte, Juristen und Betreuer von Gewaltopfern. Wien: Springer-Verlag.

Guo, Ze Qiang 2011: Suizid und Sterbehilfe in China. In: *Humanes Leben – Humanes Sterben*. 2/2011, S. 16–18.

Hauschild, Jana & Wüstenhagen, Claudia: Körper und Seele – nur gemeinsam stark. In: *ZEIT-Wissen*. 3/2013. (Online 23.5.2017 unter: www.zeit.de/zeit-wissen/2013/03/koerper-psyche-gefuehle-gesundheit)

Herbert, Ulrich, 2003: Geschichte der Ausländerpolitik in Deutschland. Bonn.

Homburg, Elke, 2003/2010: »Wo die Liebe hinfällt« – Binationale Familien in Deutschland. (Online 4.6.2017 unter: http://www.familienhandbuch.de/familie-leben/partnerschaft/herausforderung-konflikte/wodieliebehinfaelltbinationalefamilienindeutschl.php)

Hoppe, Annekatrin, 2006: So war ich nicht, so bin ich nicht! In: Kumbier & Schulz von Thun (Hrsg.): S. 170–186.

Hungerbühler, Hildegard, 2007: Alter und Migration. In: Domenig, Dagmar (Hrsg.): *Transkulturelle Kompetenz. Lehrbuch für Pflege-, Gesundheits- und Sozialberufe*. Verlag Hans Huber, 2. Auflage, S. 395–410, vgl. Büchel, 2005:23.

Ilkilic, Ilhan, 2007: Medizinische Aspekte im Umgang mit muslimischen Patienten. (Online 24.5.2017 unter: www.unimedizin-mainz.de/fileadmin/kliniken/kultur_gesundheit/Dokumente/ilkilic_medizinethische_aspekte.pdf)

Index Mundi: Country Facts. (Online 31.5.2017 unter: www.indexmundi.com)

INBI, 2017: Institut zur Förderung von Bildung und Integration GmbH in Mainz, Leiterin Peimaneh Nemazi-Lofink.

Institut für Islamfragen, 2005: Beschneidung. (Online 5.6.2017 unter: https://www.islaminstitut.de/2005/beschneidung/)

Intercultural Network: Risikobereitschaft und Unsicherheitsvermeidung. (Online 22.5.2017 unter: www.intercultural-network.de/einfuehrung/Maskulin_Feminin.shtml)

Internationale Gesellschaft für Menschenrechte (IGFM), (o. J.): Weibliche Genitalverstümmelung (FGM). (Online 5.9.2017 unter: www.igfm.de/weibliche-genitalverstuemmelung-fgm)

Kachaner, Britta, 2012: Vermeiden Sie Missverständnisse durch Handzeichen: Daumen hoch (Online 19.7.2017 unter: https://www.experto.de/sprachen/interkulturelle-kommunikation/vermeiden-sie-missverstaendnisse-durch-handzeichen-daumen-hoch.html)

Katholische Kliniken Oberhausen: Morbus Gaucher. Allgemeines. (Online 31.5.2017 unter: www.gaucher.de/morbus-gaucher/eine-lysosomale-speicherkrankheit.html)

Kentenich, Heribert & Utz-Billing, Isabell, 2006: Weibliche Genitalverstümmelung: Lebenslanges Leiden. In: *Deutsches Ärzteblatt*, 103 (13) A842–84, B716, C692, (Online: 28.5.2017 unter: https://www.aerzteblatt.de/archiv/50783/Weibliche-Genitalverstuemmelung-Lebenslanges-Leiden)

Kilcher, A. & Spiess, R., 2003: Die hausärztliche Betreuung von Migranten/- innen mit chronischen Schmerzen. In: Schweizerische Ärztezeitung. 84 (10), S. 452–460.

Kizilhan, Jan Ilhan, 2009: Subjektive Krankheitswahrnehmung bei Migrantinnen aus familienorientierten Gesellschaften. In: *Migration &*

Gesundheit. Heinrich-Böll-Stiftung (Hrsg.): S. 69–80. (Online 4.6.2017 unter: www.kultur-gesundheit.de/projekt/publikationen_vortraege/dokumente_weitere/dossier_migration_und_gesundheit.pdf)

Klemperer, David, 2003: Wie Ärzte und Patienten Entscheidungen treffen. Konzepte der Arzt-Patienten-Kommunikation. (Online 4.6.2017 unter: http://www.ssoar.info/ssoar/bitstream/handle/document/11193/ssoar-2003-klemperer-wie_arzte_und_patienten_entscheidungen.pdf), aus: S. 17, Charles, C., Whelan, T. & Gafni, A.: What do we mean by partnership in making decisions about treatment? BMJ 1999; 319:780-782 (http://bmj.com/cgi/content/full/319/7212/780)

Knipper, Michael & Bilgin, Yasar, 2009: Migration und Gesundheit. Berlin: Konrad Adenauer Stiftung e. V. (Hrsg.).

Koen, Emy, *Deutsches Ärzteblatt 85 Heft 4 (A–140)* von 1988 in »*Curare*«, Heft 2/1986.

Kötter, Jana & Schlingensiepen, Ilse, 2015: So steht's um die Gesundheitskarte für Flüchtlinge. In: *Ärzte Zeitung.* 13.10.2015. (Online 4.6.2017 unter: http://www.aerztezeitung.de/politik_gesellschaft/gp_specials/fluechtlinge/article/896098/blick-jedes-bundesland-stehts-gesundheitskarte-fluechtlinge.html)

Kofman, Eleonore & Raghuram, Parvati, 2009: Arbeitsmigration qualifizierter Frauen. (Online 4.6.2017 unter: www.bpb.de/gesellschaft/migration/kurz- dossiers/57296/qualifizierte-frauen)

Kohls, Martin, 2011: Morbidität und Mortalität von Migranten in Deutschland. 9. Forschungsbericht des Bundesamtes für Migration und Flüchtlinge. Bundesamt für Migration und Flüchtlinge (Hrsg.), Nürnberg. (Online 4.6.2017 unter: https://www.bamf.de/SharedDocs/Anlagen/DE/Publikationen/Forschungsberichte/fb09-mortalitaet.pdf?__blob=publicationFile)

Kraft, Hannah (o. J.): Weibliche Genitalverstümmelung. WOMAFRIKA, Frausein in Afrika. (Online 5.6.2017 unter: www.womafrika.de/Beschneidung.html)

Kumbier, Dagmar & Oske, Ingrid, 2006: Liebe allein genügt nicht. In: Kumbier & Schulz von Thun (Hrsg.): S. 108–130.

Kumbier, Dagmar & Schulz von Thun, Friedemann (Hrsg.), 2006: Interkulturelle Kommunikation: Methoden, Modelle, Beispiele. Reinbek bei Hamburg: Rowohlt.

Kumbier, Dagmar & Schulz von Thun, Friedemann, 2006: Interkulturelle Kommunikation aus kommunikationspsychologischer Sicht. In: Kumbier & Schulz von Thun (Hrsg.): S. 9–27.

Ledochowski, Maximilian, 2009: Wegweiser Nahrungsmittelintoleranzen, TRIAS Verlag, S. 92–93.

Lieber, Michaela, 2014: Familienleben in Indien – Kulturen im Vergleich. In: Familien-*Magazin*. (Online 19.5.2017 unter: www.familien-magazin.com/familienleben-in-indien)

Loch, A. & Schiffmann, P., 2009: Grundbegriffe internationaler Handlungskompetenz. (Online 2.6.2017 unter: http://www.kopf.ik-bildung.fh-koeln.de/content/e1264/e1553/e1566/Loch,A.(2010)Handoutzum-Vortrag.Wiemanindirektkommuniziert.FHKoeln_21.04.2010.pdf)

Loewe, Markus, 2000: Systeme der sozialen Sicherung in Ägypten. Berichte und Gutachten. Berlin: Deutsches Institut für Entwicklungspolitik.

Lorber, Lars, 2014: Hikikomori: extreme Introversion in Japan. (Online 23.5.2017 unter: www.typentest.de/blog/2014/07/hikikomori-extreme-introversion-in-japan)

Lübbert, C. & Mudders, R., 2017: Fachzeitschrift Der Internist 2/2017, Gastrointestinale Infektionen, S. 149–166.

MaaşlariNet: Hemşire Maaşları 2015. (Online 31.5.2017 unter: maaslari.net/tag/hemsire-maaslari)

Machleidt, Wielant, 2009: Interkulturelle Psychiatrie/Psychotherapie und Integration psychisch kranker Migranten. In: *Migration & Gesundheit*. Heinrich-Böll-Stiftung (Hrsg.): S. 32 ff. (Online 4.6.2017 unter: https://heimatkunde.boell. de/sites/default/files/dossier_migration_und_gesundheit_2.pdf)

Maier, Claudia, 2008: Migration und rehabilitative Versorgung in Deutschland, S. 13 und 19, in: Ein Vergleich der Inanspruchnahme von Leistungen der medizinischen Rehabilitation und eines Indikators für Rehabilitationserfolg zwischen Rehabilitanden Türkischer und nicht-türkischer Abstammung, Bielefeld, Dr. Thomas Schott (Hrsg.). (Online 4.6.2017 unter: https://www.uni-bielefeld.de/gesundhw/zfv/maier.pdf)

Mareike, W., 2012: Sterbehilfe in Japan. Auf der Suche nach dem würdevollen Tod. (Online 24.5.2017 unter: www.animepro.de/lifestyle/wissenswertes/5346_sterbehilfe-in-japan-auf-der-suche-nach-dem-würdevollen-tod-wissenswertes)

Mattl, Christina, 2005: Interkulturelle Konflikte. In: *pm – perspektive* mediation. 4/2005, S. 205–208.

Meier-Rust, Kathrin: Wenn der Cousin mit der Cousine. In: Neue Zürcher

Zeitung vom 2.4.2002. (Online 5.9.2017 unter: https://www.nzz.ch/article83BN0-1.385589)

Mösko, Mike, 2014: Interkulturelle Trainings als Baustein der interkulturellen Öffnung in der psychosozialen Versorgung. In: *Nervenheilkunde. 6/2014.*

Müller, Stefan & Gelbrich, Katja, 2014: Interkulturelle Kommunikation. München: Vahlen Verlag.

NeuroTransConcept: Multiple Sklerose. (Online 30.6.2017 unter: neurotransconcept. com/indications/?i=MS)

Orientdienst e. V.: Ehre und Schande – das Lebenskonzept. (Online 19.5.2017 unter: www.orientdienst.de/muslime/minikurs/ehre_schande_lebenskonze)

Payer, Margarete, 2000: Nonverbale Kommunikation. In: *Internationale Kommunikationskulturen.* (Online 22.5.2017 unter: www.payer.de/kommkulturen/ kultur042.htm)

Peseschkian, Nossrat, Stiftung Prof. Peseschkian, Wiesbaden.

Rasche, Uta, 2004: Einwanderer sind besser qualifiziert als Deutsche. In: *Frankfurter Allgemeine Zeitung,* 03.06.2014. (Online 4.7.2017 unter: www.faz.net/aktuell/politik/inland/migration-einwanderer-sind-besser-qualifiziert-als- deutsche-12969933.html)

Rat für Kriminalitätsverhütung Schleswig-Holstein (Hrsg.), 2003: Konzept zur Kriminalitätsverhütung. Häusliche Gewalt und Migration. Kiel. (Online 24.5.2017 unter: http://www.schleswig-holstein.de/DE/

Fachinhalte/K/kriminalpraevention/Downloads/Publikationen/konzept_haeusliche_gewalt.pdf?__blob=publicationFile&v=1)

Razum, Oliver & Zeep, H., 2004: Suizidsterblichkeit unter Türkinnen und Türken in Deutschland. In: *Der Nervenarzt, S. 1096.* 11/2004.

Razum, Oliver et al., 2010: Rehabilitation und gesundheitsbedingte Frühberentung von Personen mit Migrationshintergrund in Deutschland. Universität Bielefeld.

Reimann, Anna, 2011: Türkische Gastarbeiter. Der Süper-Pionier. In: *Spiegel Online.* 15.07.2011. (Online 31.5.2017 unter: www.spiegel.de/politik/deutschland/tuerkische-gastarbeiter-der-sueper-pionier-a-770317.html)

Rez, Helmut, Monika Kraemer, Reiko Kobayashi et al., 2006: Warum Karl und Keizo sich nerven. In: Kumbier & Schulz von Thun (Hrsg.): S. 28–72.

Rheinland-Pfalz, Ministerium für Familie, Frauen, Jugend, Integration und Verbraucherschutz (o. J.): 50 Jahre Anwerbeabkommen Deutschland-Türkei. (Online 31.5.2017 unter: https://lebenswege.rlp.de/de/sonderausstellungen/50-jahre-anwerbeabkommen-deutschland-turkei/)

Robert-Koch-Institut (Hrsg.), 2007: Studie zur Gesundheit von Kindern und Jugendlichen in Deutschland (KiGGS). (Online 4.6.2017 unter: www.kiggs-studie.de/deutsch/home.html)

Robert-Koch-Institut (Hrsg.), 2008: Migration und Gesundheit. Schwerpunktbericht der Gesundheitsberichterstattung des Bundes. (Online 2.6.2017 unter: http://www.rki.de/DE/Content/Gesundheitsmonitoring/Gesundheitsberichterstattung/GBEDownloadsT/migration.html)

Robert-Koch-Institut (Hrsg.), 2015: Gesundheit in Deutschland. (Online 5.6.2017 unter: http://www.gbe-bund.de/pdf/GESBER2015.pdf)

Röder, Friedhelm, 1988: Die Bedeutung türkischer Heiler (Hodschas) für die allgemein-ärztliche Praxis. In: Deutsches Ärzteblatt. 28.01.1988, Heft Nr. 4, A139 f. (Online unter: pi-news.net/w p/uploads/2012/07/Hoca-Aerzteblatt-1988.pdf)

Rothlauf, Jürgen, 2009: Interkulturelles Management: mit Beispielen aus Vietnam, China, Japan, Russland und den Golfstaaten, S. 130, 182. München: Oldenbourg Wissenschaftsverlag.

Sachverständigenrat deutscher Stiftungen für Integration und Migration, 2015: In Vielfalt altern. Pflege und Pflegepräferenzen im Einwanderungsland Deutschland. (Online 23.5.2017 unter: https://www.svr-migration.de/wp-content/uploads/2015/11/In-Vielfalt-altern.-Pflege-und-Pflegepräferenzen-im-Einwanderungsland-Deutschland.pdf)

Sargutan, Erdal A., 2010: 84 Ülke Ve Türkiyenin Karsilastirilmali Saglik Sistemleri. (»Das türkische Gesundheitssystem im Vergleich mit 84 Ländern.«) (Online 31.5.2017 unter: www.sargutan.com)

Saunders, Dustin (o. J.): Taijin Kyofusho: A Culture-Bound Syndrome. (Online 23.5.1017 unter: www.brainphysics.com/taijin-kyofusho.php)

Schneck, Ulrike, 2015: Praktischer Ratgeber für Helfende im Gespräch mit Trauma-Patienten/Flüchtlingen. refugio Stuttgart e.V.

Schulz von Thun Institut für Kommunikation: Das Kommunikationsquadrat (Online 2.6.2017 unter: www.schulz-von-thun.de/index.php?article_id=71)

Statistisches Bundesamt, 2016: Bevölkerung und Erwerbstätigkeit. Wanderungen 2014. Fachserie 1, Reihe 1.2. Wiesbaden. (Online 5.6.2017 unter: https://www.destatis.de/DE/Publikationen/Thematisch/Bevoelkerung/Wanderungen/Wanderungen2010120147004.pdf?__blob=publicationFile)

Statistisches Bundesamt, 2015: Pflegestatistik 2013. Statistisches Bundesamt, Wiesbaden (Hrsg.). (Online 23.5.2017 unter: www.destatis.de/DE/Publikationen/Thematisch/Gesundheit/Pflege/PflegeDeutschlandergebnisse5224001139004.pdf?__blob=publicationFile)

Statistisches Bundesamt, 2015: Bevölkerung und Erwerbstätigkeit Haushalte und Familien – Ergebnisse des Mikrozensus, Wiesbaden.

Stöckli, Dominique Béguin, 2007: Frauenbeschneidung oder weibliche Genitalverstümmelung. In: Domenig, Dagmar (Hrsg.): Transkulturelle Kompetenz. Lehrbuch für Pflege-, Gesundheits- und Sozialberufe. Verlag Hans Huber, 2. Auflage.

Sylvia von Froreich, Innere Autonomie des Patienten / Selbstreflexion des Arztes – eine Metabetrachtung", 30.11.2015.

Technische Universität Berlin (o. J.): Pflege wandert aus. (Online 23.5.2017 unter: www.pflege-wandert-aus.de)

Then de Lammerskötter, Rosario Carolina (o. J.): Vor- und Nachteile mehrsprachiger Erziehung. (Online 4.6.2017 unter: bilingual-erziehen.de/zweisprachigkeit/info/vor-und-nachteile)

Tießler-Marenda, Elke, 2011: Pflege und Migration in Europa. (Online 23.5.2017 unter: www.caritas.de/fuerprofis/fachthemen/migration/pflege-und-migration-in-europa)

Timmann, Christian et al., 2004: Genetisch bedingte Fiebersyndrome: Klinik, Genetik, Diagnose und Therapie. In: *Deutsches Ärzteblatt*. 2004, Nr. 48, A 3262 ff.

Trabert, Gerhard, 2017: Verein Armut und Gesundheit in Deutschland e. V., Mainz. www.armut-gesundheit.de

Verband binationaler Familien und Partnerschaften e. V. (Hrsg.), 2008: Die Balance finden. Frankfurt: Brandes & Apsel Verlag.

Verband binationaler Familien und Partnerschaften, 2014: Zahlen und Fakten – Binationale in Deutschland. (Online 4.6.2017 unter: www.verbandbinationaler. de/presse/zahlen-fakten)

Voigt, Gaby & Praez-Johnsen, Hannelore, 2001: Interkulturelle Kommunikation im Krankenhaus. Zur Verständigung zwischen Pflegenden und MigrantenpatientInnen am Beispiel von Angehörigen. In: *Pflege*.

2/2001, S. 45 ff. (Online 23.5.2017 unter: http://www.dg-pflegewissenschaft.de/pdf/PfleGe0201voigt_praezjohnsen.pdf)

Weber, Andreas et al., 2007: Arbeitslosigkeit und Gesundheit aus sozialmedizinischer Sicht. In: *Deutsches Ärzteblatt. 43/2007*.

Wiechelmann, Sarah, 2006: War das nun ein interkulturelles Missverständnis? In: Kumbier & Schulz von Thun (Hrsg.): S. 323–335.

Wikipedia: Stichwort »Exorzismus«. (Online 19.7.2017 unter: de.wikipedia.org/wiki/Exorzismus#Neues_Testament)

15.2 Abbildungsverzeichnis

Abb. 1:   Gesundheitsuntersuchung junger Gastarbeiter 20
Abb. 2:   Kommunikationsquadrat nach Schulz von Thun 49
Abb. 3:   »Obelix-Verzerrung« 69
Abb. 4:   Auftreten ausgewählter Krankheiten bei Kindern
          mit und ohne Migrationshintergrund. 82
Abb. 5:   Dauer-Distanz-Modell. 89
Abb. 6:   Dauer-Distanz-Modell – Selbstbild. 90
Abb. 7:   DocCard für Gespräche ohne Dolmetscher 108
Abb. 8:   Zusammenhänge zwischen Migrationsstatus,
          Bildung und Gesundheit 117
Abb. 9:   In Pflegeberufen beschäftigte Arbeitsmigranten 2010 142
Abb. 10: Wunsch nach muttersprachlicher Pflege 146
Abb. 11: Wunsch nach gleicher Religionszugehörigkeit
          bzw. Kultur bei der Pflege 147
Abb. 12: Wunsch nach gleichgeschlechtlicher Pflege 147
Abb. 13: Hauptdiagnosegruppen bei der medizinischen Rehabilitation 157
Abb. 14: Binationale Ehen in Deutschland 2013 163

15.3 Tabellen

Tab. 1: Independentes und interdependentes Selbstkonzept 28
Tab. 2: Gesprächsthemen 55
Tab. 3: Kulturspezifität der Wertehierarchie 56
Tab. 4: Ausdrucksformen von Individualismus und Kollektivismus 60
Tab. 5: Merkmale direkter und indirekter Kommunikation 62
Tab. 6: Kommunikationsstile von Deutschen und Chinesen im Vergleich 63
Tab. 7: Akzeptanz von Machtdistanz 64
Tab. 8: Ausdrucksformen von Unsicherheitsvermeidung 65
Tab. 9: Maskulinität – Feminität 66
Tab. 10: Kurzfristige und langfristige Orientierung........................67
Tab. 11: Migrationsphasen und ihre Bedeutung für die Gesundheit der MMH, leicht modifiziert 87
Tab. 12: Kulturspezifische Syndrome 93
Tab. 13: Arzt-Patienten-Beziehungen 101
Tab. 14: Wichtige Fragen bei der Migrantenanamnese......................105
Tab 15: Kultursensibles Pflege-Assessment 149
Tab. 16: Rehabilitationsmaßnahmen nach Staatsangehörigkeit 2014 157
Tab. 17: Behandlungsergebnis der Rehabilitation bei türkischen und nicht- türkischen Patienten 158

Danksagung

Bei der Entstehung dieses Buches haben mich viele Menschen, Freunde, Kolleginnen und Kollegen mit Rat und Tat und Anregungen unterstützt. Dafür möchte ich allen recht herzlich danken.

Dr. Aser Babajew, Friedensakademie Hessen
Artur Brocklawski, Arzt
Barbara Grokenberg, Film
Elke Rambow, Bildung
Prof. Dr. Erika Baum, Ärztin
Prof. Dr. Gerhard Trabert, Arzt
Gesine Dingkuhn, Ärztin
Dr. habil. Hamid Peseschkian, Arzt
Dr. Herbert Kappauf, Arzt
Dr. Irene Schmidt, Ärztin
Jamileh Mehdi Araghi, Lehramt (Köln), Iran
Julia Klöckner, Politik
Marianne Luckner, Zahnärztin
Dipl.-Kaufmann Martin Schneider, vdek
Germanistin (M. A.) Nesrin Tavasolli, Migrationsbeauftragte Polizeipräsidium Ff/M
Dipl.-Agrar-Ing. Ninette Engel-Rezzonico, Abfallwirtschaft
Dr. Rizvan Nabiyev, Politik
Prof. Dr. Dr. Sabine Wicker, Ärztin
Dr. Solmaz Golsabahi-Brocklawski, Ärztin
Prof. Dr. Susanne Schröter, Ethnologie
Sylvia von Froreich, Gesundheitsbildung
Ulrich Weigeldt, Arzt
PD Dr. Wilfried Laubach, Soziologie

Der Autor von »Interkulturelle Medizin«:

Braucht die kulturelle Vielfalt N U R eine abendländische Medizin? Was ist »richtiges« Fachwissen für den Arzt? Ist der Patient EIN Fall oder ein Individuum mit seiner soziokulturellen und emotionalen Biographie? Die Arzt-Patienten-Beziehung mit ihrer therapeutischen Wirkung muss von Grundvertrauen und Empathie getragen sein. Die Grundlage dafür ist die interkulturelle Kompetenz. Migration und kulturelle Vielfalt sind nicht nur sehr wichtige politische Themen unserer Zeit, sie stellen auch alle versorgenden Systeme im Gesundheitsbereich vor große Herausforderungen. Sie sind eine große Chance, wieder den MENSCHEN und seine Umwelt in den Mittelpunkt der Versorgung zu stellen. Das Buch liefert einen ganzheitlichen Blick über das Thema Migranten in der medizinischen Versorgung.

Rahim Schmidt kam 1978 aus dem Iran (geb. Dedebeylu, Aserbaidschan, Miana) nach Deutschland. Er ist promovierter Agrarwissenschaftler und Arzt. Für seine Promotionsarbeit zum Thema Arzt-Patienten-Beziehung erhielt er den Forschungspreis des Deutschen Hausärzteverbandes Rheinland-Pfalz. Er war erster Landtagsabgeordneter mit Migrationshintergrund und Initiator der Gründung einer Pflegekammer in Rheinland-Pfalz sowie Mitgründer der bundesweiten Arbeitsgemeinschaft »Säkulare Grüne in Deutschland«. Zudem ist er zweiter Vorsitzender für den »Verein Armut und Gesundheit in Deutschland e. V.«, der sich um die medizinische Versorgung von Menschen ohne Wohnsitz, Flüchtlinge und Folteropfer kümmert, und ist bundesweit für diese Themen als Experte gefragt. Er ist seit Jahrzehnten als Menschenrechtsaktivist (ai, IGFM) bekannt und darüber hinaus auf vielen Gebieten ehrenamtlich aktiv und unterstützt einige gemeinnützige Vereine wie u. a. IGSL (Internationale Gesellschaft für Sterbebegleitung und Lebensbeistand e. V.), die Mainzer Gesellschaft für Medizin und den Verein Foodfighter. Der Autor ist u. a. mit diesem Thema für Vorträge, Seminare und Workshops bundesweit für Ärzte, Psychotherapeuten und Sozialverbände unterwegs und gibt Vorlesungen/Seminare für

Studierende der Medizin in den Universitätskliniken Mainz und Marburg (als Dozent).

Rahim Schmidt kennt die Fallstricke einer transkulturellen Medizin aufgrund seiner beruflichen Erfahrung und eigenen Biographie.